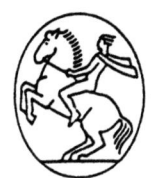

Hans Tönies

Entscheidungen
in der Allgemeinpraxis

Die Medizin der Symptome

Springer-Verlag Wien GmbH

Dr. Hans Tönies
Universitätslektor für Allgemeinmedizin
Wien, Österreich

Das Werk ist urheberrechtlich geschützt.
Die dadurch begründeten Rechte, insbesondere die der Übersetzung, des Nachdruckes, der Entnahme von Abbildungen, der Funksendung, der Wiedergabe auf photomechanischem oder ähnlichem Wege und der Speicherung in Datenverarbeitungsanlagen, bleiben, auch bei nur auszugsweiser Verwertung, vorbehalten.

© 1993 Springer-Verlag Wien
Originally published by Springer-Verlag Wien New York in 1993

Die Wiedergabe von Gebrauchsnamen, Handelsnamen, Warenbezeichnungen usw. in diesem Buch berechtigt auch ohne besondere Kennzeichnung nicht zu der Annahme, daß solche Namen im Sinne der Warenzeichen- und Markenschutz-Gesetzgebung als frei zu betrachten wären und daher von jedermann benutzt werden dürfen.

Produkthaftung: Für Angaben über Dosierungsanweisungen und Applikationsformen kann vom Verlag keine Gewähr übernommen werden. Derartige Angaben müssen vom jeweiligen Anwender im Einzelfall anhand anderer Literaturstellen auf ihre Richtigkeit überprüft werden.

Mit 2 Abbildungen

ISBN 978-3-211-82490-0   ISBN 978-3-7091-6660-4 (eBook)
DOI 10.1007/978-3-7091-6660-4

Vorwort

Entscheidungen sind der Alltag des Arztes, erst recht des Allgemeinarztes, der, neben den eigenen ärztlichen Handlungen, als Kenner des Medizinsystems kompetente Kurzberatungen zu führen hat. Die Unsicherheit der Erkenntnis, mit der in unserem Beruf zu arbeiten ist, hat eine Darstellung der dennoch gesicherten Entscheidungsgrundlagen häufig nur in Form der Verteidigung, seltener unter dem Aspekt hervorgebracht, daß wir uns einer gewissenhaft gesicherten Methodik bedienen.

Dieses Buch bezieht seine Kraft, die wenigen gesicherten Entscheidungsgrundlagen auf der Basis der umfangreichen internationalen Literatur darzustellen, aus dem persönlichen langjährigen Umgang mit der philosophischen Grundlagenliteratur, unterstützt vom Besuch von Hochschulvorlesungen philosophischer Lehrer. Die wertvolle Zusammenarbeit mit Professor Maier im Wiener Institut hat es ermöglicht, die innere Verwandtschaft von Gedanken der Allgemeinmedizin zum Denken der Universität aufzuzeigen.

Frau Professor Dr. Y. de Buda hat mir Chancen geboten. Dr. G. Tutsch, Herr H. Frank und Herr Dr. Stoiber von der Firma Hoffmann-La Roche, sowie Herr Petri vom Springer-Verlag Wien haben mich materiell und organisatorisch unterstützt. Mein besonderer Dank gilt H. Wallnöfer, H. H. Dickhaut und J. Lippert für persönliche Führung.

Die Inhalte dieses Buches sind in den Diskussionen der Internationalen Gesellschaft für Allgemeinmedizin, des European General Practice Research Workshop, der Wiener Gesellschaft für Allgemeinmedizin und des Zentum für Allgemeinmedizin der

Wiener Ärztekammer sowie des Instituts für Allgemeinmedizin an der Universität Wien gewachsen. Die Fehler können dennoch nur die meinen sein. Allen Lesern wünsche ich so viel Freude beim Lesen wie ich beim Schreiben hatte!

Wien, im August 1993   Hans Tönies

Inhaltsverzeichnis

1. **Fachdefinitionen und Fachbeschreibungen** 1
   Literatur 7

2. **Die Häufigkeitsverteilung von Gesundheitsstörungen in der Allgemeinpraxis** 9
   Forschungsgegenstand, Methodik der Forschung und mögliche Ergebnisse 9
   Die wichtigsten Methodenfragen 10
   Handlungsforschung 15
   Literatur 17

3. **Die Benennung von Gesundheitsstörungen** 19
   Fehlerquellen innerhalb eines Klassifikationssystems 20
   Die Problematik, die Beurteilung biologischer Störungen zu Klassifikationen umzusetzen, ist vielfältig 21
   Sicherheit – Unsicherheit 21
   Codierung von Beratungsursachen (die Reasons for Contact Classification) 25
   Literatur 28

4. **Ergebnisse der praxisepidemiologischen Forschung** 29
   Ergebnisse und Nachteile der Jahresstatistiken 31
   Ergebnisse epidemiologischer Forschung aus Allgemeinpraxen . 33
   Literatur 36

5. **Der diagnostische Prozeß** 38
   Modelle des diagnostischen Prozesses 43
   Die Rolle der Symptome in der Widerlegung und Bestätigung von Hypothesen 45
   Die diagnostische(n) Hypothese(n) als Grundlage von Handlungen 46
   Literatur 47

6. **Die Rolle des Symptoms in der Diagnostik** 50
   Literatur 61

7. **Hypothesenbildung und Erstdiagnostik im Licht
   statistischen Denkens** 63
   Die hilfreiche Fiktion der konstanten Fälleverteilung und ihre
      Rolle im diagnostischen Prozeß 64
   Fälleverteilung und Bayes-Theorem 67
   Literatur 71

8. **Der Einfluß kassenärztlicher Zeitökonomie und
   Befundökonomie auf das diagnostische Verfahren** 73
   Auswirkungen des ökonomischen Umgangs mit der Zeit und
      den Hilfsmitteln auf die Diagnostik 77
   Literatur 83

9. **Die Natur der nächsten Frage: Sensitivität, Spezifität, Gestalt** ... 85
   Gesamtheitliche diagnostische Einsichten 89
   Literatur 91

10. **Die Kontaktfrequenz und der Entschluß, zum Arzt zu gehen** 92
    Literatur 103

11. **Kritik der diagnostischen Ergebnisse** 106
    Der Begriff des Abwendbar Gefährlichen Verlaufs (AGV) 111
    Literatur 112

12. **Verlaufsbeobachtung als diagnostische Hilfe** 114
    Literatur 117

13. **Eine Handlungstheorie für die Allgemeinpraxis** 119
    Handeln und Nicht-Handeln 125
    Basishandlungen in der Diagnostik 126
    Literatur 128

14. **Standardisierte Methodik und standardisierte Diagnostik** 130
    Literatur 134

15. **Überweisungen** 135
    Informationen des Patienten und Nachsorge nach der
       Überweisung 141
    Voraussetzungen der Überweisung im Medizinsystem
       und ökonomische Folgen 143
    Vorteilhafte und ungünstige Zusammenarbeit zwischen
       Versorgern 145
    Literatur 147

16. Familienmedizin und Umweltmedizin 148
Umweltdiagnostische Vorteile des Hausbesuchs 150
Literatur 157

17. Entscheidungen zur Planung der Therapie 159
Kurzfristige Symptomerleichterung und Therapie akuter
  Erkrankungen (Primärärztliche Therapieentscheidungen) .. 161
Therapie bei diagnostischer Unsicherheit 162
Erweiterungen der therapeutischen Entscheidungsgrundlage
  durch generalistische Erwägungen zur Therapie 167
Information des Patienten 169
Literatur 171

18. Das ärztliche Gespräch in der Praxis 173
Die Balintgruppe 184
Sterben, Tod, Trauer 189
Angst 193
Diätgespräche 195
Compliance 197
Partnerschaftskrisen 198
Literatur 202

Sachverzeichnis 205

1. Fachdefinitionen und Fachbeschreibungen

Die Allgemeinmedizin ist heute ein medizinisches Fachgebiet.
 Ein medizinisches Fach ist definiert durch [1] eine ihm eigene Patientengruppe, durch ihm eigene Gesundheitsstörungen, durch eine ihm eigene Arbeitsweise, und durch eigene Forschungsergebnisse, die nur dieses Fach erbringen kann.
 Das Bemühen, darzustellen, was das Wesen des Faches Allgemeinmedizin ausmacht, was also dieses und nur dieses Fach bestimmt, hat viele Versuche hervorgerufen, wie sie in der Geschichte anderer Fächer weit seltener stattgefunden haben. Die Ergebnisse sind noch immer nicht für jeden befriedigend, hauptsächlich, weil man sich mit einfachen Beschreibungen des Berufes anstelle von echten Definitionen begnügt hat.
 Bisher lassen sich zwei Arten von Definitionsversuchen unterscheiden:

* Solche, die lauten: Ein Allgemeinarzt ist ... oder: Die Allgemeinmedizin ist ...; im Gegensatz zu
* solchen, die lauten: Ein Allgemeinarzt tut ... oder: soll ... können.

Weitere Unterscheidungen ergeben sich, weil die Bezeichnung für dieses Berufsbild in verschiedenen Gesundheitssystemen verschiedenen Sprachstämmen entnommen wird:
 Für diesen Beruf in der lokalen Variante gibt es die Bezeichnung Allgemeinarzt (BRD, Schweiz); Praktischer Arzt (Österreich); General Practitioner (Großbritannien); Family Physician (Nordamerika), Omnipraticien oder Médècin Generaliste (Frankreich, Belgien) [2]. Aber schon im Englischen werden auch

Bezeichnungen wie Primary Care Physician für einen Teil der Aufgaben dieses und ähnlicher Berufe (nämlich des Kinderarztes, Pädiaters und Gynäkologen) herangezogen; eine Bezeichnung, die sich im Begriff vom „Arzt an der ersten ärztlichen Linie" fortgesetzt hat.

Beispiele für die erste Art einer Definition finden sich in den folgenden, schon historischen Literaturstellen:

Ein Praktischer Arzt sei jener Arzt, der die Kranken als erster sieht, der ihre Schwierigkeiten möglichst persönlich und freundlich einordnet und beurteilt und der sich dann bemüht, sie so umfassend und so lange wie möglich zu behandeln, wo erforderlich unter Heranziehung des örtlichen Krankenhauses, des öffentlichen Gesundheitsdienstes, karitativer und sozialer Einrichtungen [3].

Und als Definition aus dem, was nicht zutrifft: Allgemeinmedizin ist eben nicht die Addition naturwissenschaftlicher Fächer, sie ist eben nicht das Schnellverfahren von deren Schmalspurausgaben. Allgemeinmedizin ist patientenzentriert, sie ist das Spezialfach für Situation (van Es). Der Allgemeinarzt ist der Facharzt für die Probleme des Patienten (Lamberts) und zwar lebenslänglich und in voller Breite (de Geus) oder, wie Wesiack in seinem vorzüglichen Referat so treffend formuliert hat: Allgemeinmedizin ist die Erweiterung des methodischen Rahmens der gesamten Medizin um die Subjektivität des Patienten und die der Patienten-Arzt-Beziehung (Dreibholz) [4].

Kritisch ist dazu anzumerken, daß die anthropologische Grundhaltung, die hier dargestellt wird, wiewohl wichtig, allein nicht fachbestimmend ist. Dies wird auch bei anderen Definitionsversuchen aus nur einer Eigenschaft offenbar.

Die zweite (handlungsbezogene) Art der Definition findet sich auch bei Sturm [5], der 1969 das „Wirkungsfeld des Allgemeinarztes im Rahmen der gesamten ärztlichen Versorgung" so dargestellt hat:

1. Allgemeinmedizinische Erkrankungen
2. Erste Hilfe bei Notfällen
3. Früherkennung lebensbedrohlicher Erkrankungen und ständige Suchaktion
4. Dauernde und regelmäßige Betreuung chronisch Kranker

5. Hausärztliche Beratung und Gesundheitsführung
6. Triage und Verteilung von Überweisungsfällen
7. Krankheitsverhütung
8. Wiederherstellung und soziale Eingliederung
9. Individuelle Behandlung
10. Berücksichtigung der Umweltbedingungen.

Erkennbar wird in dieser summarischen Darstellung, die tatsächlich die Alltagsarbeit gut beschreibt, eine Vermischung von höchst spezifischen mit allgemeinen, fast jedem Arzt zugehörigen Tätigkeiten. Bei den Kennzeichen 2, 3, 4, 7, 8 und sogar 10, die sicher realistisch den Berufsalltag nachzeichnen, ist zu sagen: Natürlich handelt der Allgemeinarzt – wie viele andere Ärzte – so; aber ist dieser Tätigkeitsbereich für ihn bestimmend?

Anders aufgebaut sind Definitionen, die sich bevorzugt aus der Natur der betreuten Gesundheitsstörungen ableiten: Sie beantworten die Frage nach der eigenen Patientengruppe und nach den facheigenen Gesundheitsstörungen: Schon 1957 hat Braun in „Die gezielte Diagnostik in der Praxis" den Allgemeinarzt aus der Art der von ihm erkannten Gesundheitsstörungen und aus deren informativem Gehalt bestimmt:

Er schreibt dazu unter anderem [6]: ... Ohne echte Beratungs-Ergebnis-Statistik aus dem Praxisalltag keine Erfassung des Fälleverteilungsgesetzes; ohne Erfassung des Fälleverteilungsgesetzes keine Ergründung der ewigen Existenzberechtigung des Allgemeinpraktikers als designiertem erstversorgenden Arzt.

Sowie: Da nun offenbar ein Naturgesetz der Fälleverteilung existiert, in dessen Rahmen die sogenannten medizinischen Fächer nichts Wirkliches darstellen, muß es einen auf die erste ärztliche Beratung spezialisierten Nicht-Fach-Arzt geben.

Diese Definition einer echten Primärmedizin (Primary Care) befolgt die eingangs gesetzte Forderung nach Beschreibung eines eigenen Arbeitsfeldes und wird in Brauns späteren Aussagen noch vertieft durch die Betonung der Symptome als häufigster Beratungsergebnisse am Ende diagnostischer Erstbeurteilungen in der Allgemeinpraxis.

Kritisch wird zu dieser sehr abstrakten, informatischen Definition angemerkt: Während damit zwar die gesicherten Festpunkte der fachspezifischen Information (des kognitiven Anteils der

Berufspädagogik) herausgearbeitet sind, wird doch vieles ignoriert, was, insbesondere im persönlichen und menschlichen Bereich des tätigen Arztes, als fester und einmaliger Anteil des Berufes gilt, nämlich die gefühlsmäßigen (emotionellen) und die handlungsbezogenen (psychomotorischen, pragmatischen) Anteile. Diese weiteren Anteile wurden zu selten gewürdigt, weil Gefühle erst seit Etablierung der psychotherapeutischen und psychosomatischen Fächer für die Hochschule Definitionswert errungen haben. Diese haben jedoch wesentlichen Wert in der Ausübung des Faches und dürfen daher in dessen Bestimmung nicht unbeachtet bleiben.

Das Verständnis für den spezifischen Definitionswert ausgeübter Handlungen ist sogar bei angesehenen Vertretern des Faches so gering, daß Handlungen nur selten in Definitionen vorkommen: Fächer wie die Pädagogik haben sich nicht gescheut, den Wert von Kenntnissen, Haltungen (Emotionen) und Handlungen als bestimmend für ihr eigenes Fachverständnis zu deklarieren.

Die meisten neueren Definitionsversuche, die eine publizierte Geltung erlangt haben, sind eigentlich Beschreibungen eines Aufgabenfeldes und dabei Mischformen der beiden oben genannten Arten, den Beruf darzustellen.

Als beste Definition dieser Art findet sich die Berufsbeschreibung nach Diktion der Internationalen Leeuwenhorst Teaching-Gruppe, die vom Europarat 1977 als offizielle Berufsdefinition anerkannt wurde. Sie galt auch lange als Krönung aller Bemühungen, wobei auch in ihr nicht Theorien sondern Funktionen des Berufes zur Beschreibung benutzt werden [7].

Auf dem Weg zu einer kurzen zentralen Definition mit wenigen Worten muß sie als Fehlversuch gelten: Insbesondere werden zu viele medizinpolitische Faktoren der Berufsausübung in die Definition mit einbezogen, sodaß im zweiten Teil die organisatorische Utopie gleich neben der realen Beschreibung zu finden ist. Der Text gilt dennoch als klassisch:

Ein Allgemeinarzt ist ein Inhaber eines ärztlichen Diploms mit spezifischer Ausbildung, die ihn befähigt, Einzelpersonen, Familien, Gemeinschaften und einer Patientenschaft persönliche, primäre und fortlaufende Pflege zu gewähren. Er betreut die Patienten unabhängig von deren Alter, Geschlecht und Krankheit. Die Eigenheit seiner Aufgabe besteht in der Synthese dieser

Funktionen. Er betreut die Patienten in seiner Praxis oder in ihrem eigenen Heim, manchmal auch in einer Klinik, oder einem Krankenhaus. Sein Ziel ist die Frühdiagnose. Bei seinen Betrachtungen über Gesundheit und Erkrankung berücksichtigt er physische, psychologische und soziale Faktoren. Dies findet seinen Ausdruck in der Betreuung seiner Patienten. Er muß in der Lage sein, alle vom Patienten gelieferten Informationselemente entgegenzunehmen und zu deuten. Er gibt eine erste Stellungnahme zu allen Problemen, die ihm als Arzt vorgelegt werden. Er gewährleistet die fortlaufende Betreuung seiner Patienten.

Diese ständigen Kontakte bieten ihm die Möglichkeit, in einer auf den einzelnen Patienten zugeschnittenen Zeitfolge Informationen zu sammeln und ein Vertrauensverhältnis zu entwickeln, das er beruflich nützen kann. Er übt seine Tätigkeit in Zusammenarbeit mit ärztlichen und nicht-ärztlichen Kollegen aus. Er vermag seine Aufgabe als Mitglied eines Gesundheitsteams wahrzunehmen, ohne deswegen seine persönliche Verantwortung für die Behandlung des ihm anvertrauten Patienten abzulegen. Er muß wissen, wie und wann er durch pflegerische Betreuung, Vorsorge und erzieherische Maßnahmen eingreift, um die Gesundheit seiner Patienten und ihrer Familien zu bewahren. Er bekennt sich weiterhin zu der Verpflichtung, fachkundigen Rat in, seine Lebensgemeinschaft betreffenden, Gesundheitsfragen zu geben.

Der erfahrene Leser erkennt diese Definition als den reifsten Ausdruck der anthropologischen Definitionsformen und vermißt den informatischen, intellektuellen Gehalt. Welche Lösungen finden sich noch?

Nach Meinung des Verfassers bedarf es beträchtlichen Mutes, um anstelle einer Definition eine flexible Definitionsreihe anzubieten: dies macht aber den Erfolg der Leeuwenhorst-Definition aus; sie ist dadurch für mehrere Gesundheitssysteme gültig, obwohl sie nicht im intellektuellen Maximalmaß abstrahiert. Die Bestimmung durch eine Vielheit scheint für ein so vielfältiges Fach wie die Allgemeinmedizin von Wert: sie wird eben in einem epidemisch weitgehend monotonen Feld, aber häufig nach persönlichen und lokalen Varianten, sowie unter wesentlichem Einfluß der Berufserfahrung ausgeübt. Für eine echte Definition sollten die Inhalte der Leeuwenhorst-Definition abstrakt gefaßt werden können:

Der Autor hat die verschiedenen Mischformen von Beschreibungen der Funktionen des Berufes gesichtet und ist zu der folgenden Darstellung gekommen:

Definition des Fachbereiches und Aufgabensetzung [8]

Trotz vielfacher und wiederholter Definitionen des Faches sind einheitliche Darstellungen noch selten. Dies liegt daran, daß in unserer heutigen Allgemeinpraxis eine Reihe verschiedener ärztlicher Funktionen ihren besten Platz im Rahmen der gesamten medizinischen Versorgung gefunden haben:

A: Die Primärärztliche Funktion.
B: Die Kassenärztliche Funktion.
C: Die Funktion des Allgemeinarztes als eines Generalisten.
D: Die Funktion des hausärztlichen Langzeitbetreuers und Lebensbegleiters.
E: Die sozialärztliche Funktion mit epidemiologischen und präventiven Interessen für die Gesamtbevölkerung.
F: Die Funktion des Medizinmannes mit meditativen im Gegensatz zu analytischen Zugangsformen des Verstehens zum Patienten.

Die zu allererst genannte Definitionsbedingung (eigene Patientengruppe, eigene Gesundheitsstörungen, eigene Arbeitsweise, eigene Forschungsergebnisse) wird von fast jedem genannten Punkt erfüllt. Eine Darstellung der Einzelheiten dieser Definition folgt zumTeil aus dem oben Gesagten. Sie wird ausführlich in diesem Buch gegeben werden.

Als Kurzerklärungen können die folgenden Beschreibungen der Berufsfunktionen dienen:

A: Der Arzt des Erstkontakts zwischen Patient und Medizinsystem. Er beurteilt die Probleme des Patienten als erster Mediziner. Er erlebt häufiger als andere Ärzte den Anfang einer Symptomatik.
B: Als Sozialversicherungsarzt hat er das Geld der Gesellschaft, die eigene Zeit und die Zeit des Patienten so sparsam und so zweckmäßig wie möglich (ökonomisch) einzusetzen.

C: Er ist für jedes Problem zuständig, das ihm als Arzt vorgelegt wird. Köhler spricht vom Prinzip der absoluten Zuständigkeit: Dies hindert ihn nicht, viele andere Hilfen heranzuziehen (Generalist im Querschnitt der Krankheiten).

D: Die lebenslange Begleitung von Patienten ist die eigentliche hausärztliche Funktion: Darin sind auch echte Lebenshilfen durch Beratertätigkeit enthalten (Generalist im Lebenslängsschnitt).

E: Je nach Organisation des Gesundheitssystems kann der Allgemeinarzt große Bevölkerungsgruppen durch Vorsorgeaktionen betreuen; jede Konsultation hat auch Vorsorgecharakter.

F: Das Gespräch zwischen Patient und Arzt teilt von den Gefühlen mit, die krank machen und gesund machen können; eine Vertiefung dieses Weltbildes durch eine Schulung wie in Balintgruppen kann dem Arzt helfen, schnellere Hilfen zur Diagnostik und zur Gesundung zu finden. Die Konsultation kann in diesem Zusammenhang als ko-meditative Versenkung gesehen werden.

Literatur

Die Unterlagen dieses Kapitels verdanke ich: Meyer RL (1985) Literatursammlung Allgemeinmedizin Heft 13: Definition der Allgemeinmedizin Reader I, II. Selbstverlag der Schweizer Gesellschaft für Allgemeinmedizin, CH-4313 Möhlin

[1] Richardson IM: The Value of University Departments of General-Practice. Zitiert in Dreibholz J, Haehn KD (1983) Hausarzt und Patient. Schlütersche, Hannover
[2] An International Glossary of Primary Care. (1981) The J Fam Pract 13: 671–677
[3] Fry J (1966) In: Engelmeier MP (Hrsg) Die Allgemeinpraxis als Norm der Medizin. Hippokrates 1966: 12–16
[4] Dreibholz H (1975) (Leserbrief) Der Praktische Arzt (Köln) 10: 1670
[5] Sturm E (1969) Einführung in die Allgemeinmedizin. Perimed, Erlangen, S 23–27
[6] Braun RN (1957) Die gezielte Diagnostik in der Praxis. Schattauer, S 173–174
[7] Europarat, Ministerkomitee, Resolution (77) 30: Über den „Allgemeinpraktiker, seine Ausbildung und Wege zur Weckung seines Selbstbewußtseins" enthält auf Seite 774, Anhang A, die Definition des Allgemeinpraktikers der Leeuwenhorst Teaching Group (1974): The Work

of the General Practitioner Family Doctor. Internationale Allgemeinmedizin und Hochschule (1978) 9: 771–776

[8] Tönies H (1988) Allgemeinmedizin: Definition des Fachbereiches und Aufgabensetzung. In: Stacher A (Hrsg) Medizin der Zukunft. P. Müller, Wien, S 17–26

2. Die Häufigkeitsverteilung von Gesundheitsstörungen in der Allgemeinpraxis

Forschungsgegenstand, Methodik der Forschung und mögliche Ergebnisse

Eine wissenschaftliche Untersuchung zur Häufigkeit von Gesundheitsstörungen in Allgemeinpraxen fragt nach dem Auftreten dieser Gesundheitsstörungen in der Allgemeinpraxis überhaupt und nach ihrer Häufigkeitsverteilung pro Praxis und pro Zeitraum [1].

Die Häufigkeitsverteilung der Gesundheitsstörungen, die in einem ärztlichen Beruf gesehen werden, gilt – besonders für die Allgemeinpraxis – als bestimmend für dessen Identität [2, 3].

Diese stellt sich dar durch die in diesem Fach erfaßten und behandelten Erkrankungen. Damit ist auch gemeint, daß Art und Umstände der Berufsausübung die Art der Bezeichnung und den Weg der Erfassung prägen. Als Ergebnis solcher Untersuchungen ergeben sich Zahlen über häufig und selten gesehene Erkrankungen pro Ein- oder Dreijahreszeitraum, die unser Verständnis schärfen,

* was in diesem Beruf durch Häufigkeit wichtig ist oder
* was unabhängig von dieser Häufigkeit Beachtung verdient, weil es gefährlich ist, wahrscheinlich vorkommen wird und sogar bei seltenem Auftreten Bedeutung hat [3, 4].

Erst bei Kenntnis oder Erfahrung von dieser Häufigkeitsverteilung werden die in einem ärztlichen Beruf bevorzugten Handlungen verstanden. Auf dieser Sachgrundlage kann dem Beruf seine notwendige Ausrüstung mit materiellen, gedanklichen (auch emotionellen) und organisatorischen Hilfen bereitgestellt werden. Die Kenntnis der diagnostischen Ergebnisse eines ärztlichen Berufszweiges ermöglicht, den Arzt auf sachlicher Grundlage so auszubilden und auszustatten, wie es die Erkrankungen seiner Patienten erfordern.

Daß eine derartige Forschung eine beträchtliche Vielfalt von Gesundheitsstörungen aller Arten von Patienten finden muß liegt nahe. Gerade die Erfassung und Darstellung der Vielfalt wird uns auch als forschungsmethodisches Problem beschäftigen [5].

Die wichtigsten Methodenfragen

Die Erforschung diagnostischer Ergebnisse soll zu Schlußfolgerungen über die betreute Gesamtbevölkerung einer oder mehrerer Praxen oder über definierbare Untergruppen von Patienten führen. Die erste Forderung vor einer derartigen Erhebung ist daher, die Anzahl der untersuchten Patienten und deren Auswahlkriterien als Bevölkerung(sgruppe) festzusetzen [6]. Diese Anzahl dient als die *Bezugsgröße* im *Nenner* eines Bruches zu der im *Zähler* die Anzahl gewonnener diagnostischer Bezeichnungen in Bezug gesetzt wird. Gibt es keine Liste, in der alle Patienten der Praxis erfaßt sind, so können als *ersatzweise epidemiologische Bezugsgrößen*

* die Anzahl konsultierender Patienten,
* die Anzahl von Patienten, die die Praxis überhaupt betreten, und
* die Anzahl von Konsultationen (ohne Rücksicht auf die Anzahl konsultierender Patienten) gewählt werden.

Vergleiche können jedoch nur wieder auf der Basis gleichartiger Bezugsgrößen gelingen. Patienten beim Hausbesuch müssen bei Gesamterhebungen über die Praxis miterfaßt oder methodisch deklariert werden. Schon bei Erstellen des Forschungsansatzes soll die Methodik möglichst so gewählt werden, daß Vergleiche mit anderen Erhebungen möglich werden [8].

Weiters ist als *Problem der Selektion* oder der *Vollständigkeit* zu beachten, ob die Lage der untersuchten Praxen im Gesundheitssystem, das Konsultationsverhalten der Patienten und die diagnostische Methodik der Allgemeinpraxis es zulassen, daß die untersuchten Erkrankungen oder Patienten in der Praxis (den Praxen) so beharrlich und regelmäßig erfaßt werden können, daß Aussagen über sie stellvertretend (repräsentativ) für zumindest die eigene Praxisbevölkerung oder sogar repräsentativ für die Allgemeinpraxis überhaupt sind.

Die einzelnen forschungsmethodischen Probleme zu Fragen der Selektion sind

* Fragen der Vollständigkeit aus der Sicht des Gesundheitssystems [9]:
Fast überall ist das Gesundheitssystem so mehrgleisig organisiert, daß an der ersten ärztlichen Linie nicht mehr alle Gesundheitsstörungen der betreuten Patientengruppe bevorzugt zum Inhalt einer allgemeinärztlichen Konsultation gemacht werden: Die Konkurrenz anderer Versorger (primärärztlich tätige Fachärzte, allgemeinärztliche Nachbarn, Spitalsambulanzen, spezialisiert tätige primärärztliche Dienste wie Notdienst, Gemeindepsychiater, Rettungsdienste) führt zur Entfernung einzelner Betreuungsaspekte oder der Patienten überhaupt aus dem Hausarztsystem; deren Gesundheitsstörungen kommen seltener zur Kenntnis des langzeitbetreuenden Allgemeinarztes als jene, die er selbst betreut.

* Fragen der Vollständigkeit aus der Sicht des Patienten:
Zeitlich: Gesundheitsstörungen werden von verschiedenen Patienten verschieden oft und verschieden schnell an den Arzt herangetragen: Wozu der eine eiligst Rat sucht, das hat der andere lange unbeachtet ertragen [10].

Nach Ausmaß des Leidensdrucks: Die Patienten erzählen in der Allgemeinpraxis nicht alle Probleme, die sie wissen – und sie wissen nicht alle Probleme, die sie haben: Unter dem Schlagwort des „Symptom-Eisbergs" wurden die bis dahin verborgenen Beschwerden einer Normalbevölkerung in Glasgow beschrieben [11]; sie waren beträchtlich, waren aber dem Arzt nicht gezeigt worden. Diese Forschung hat gezeigt, daß Definitionsfragen von Gesundheit und Krankheit sowohl bei Untersuchungen der allgemeinärztlich betreuten Bevölkerung wie in deren Vorfeld entscheidend für Art und Ausmaß der Erfassung von Gesundheitsstörungen sind.

* Fragen der Vollständigkeit aus der Methodik des Arztes:
In normalen allgemeinärztlichen Konsultationen [12]:
Selbst wenn der Allgemeinarzt alle symptomatischen Patienten zu Gesicht bekäme, würde er in der Beurteilung des Krankheitswertes und daher in der Frage, ob überhaupt weitere Diagnostik erfolgt, unter den vorgebrachten Beschwerden nach seiner Berufsausbildung und Erfahrung auswählen: Er wird dazu neigen, Prioritäten zu setzen und flüchtige Beschwerdebilder – mit und ohne Absicht – gering zu beachten: diese gelangen dann nicht in seine Aufzeichnungen; er wird manche Gesundheitsstörungen völlig zu Recht schon halb diagnostiziert anbehandeln, sofern eine weitere Diagnostik keine andere Therapie erwarten läßt: Durch dieses praxisgemäße, aber wenig auf Wissenserwerb abzielende Verfahren wird er keine präzisierten Diagnosen erstellen, also die Gesundheitsstatistik anders als bei voller Diagnostik führen, obwohl alle Maßnahmen zum Wohl des Patienten geschehen sind (Cooper, Abb. 1).

In Gesundenuntersuchungen [13]: Ihr Untersuchungsweg entspricht nicht der allgemeinärztlichen Diagnostik und sollte wegen methodischer Ungleichheit nicht in Vergleichsuntersuchungen zur Diagnostik nach der allgemeinärztlichen Methode aufgenommen werden. Präventivmedizinische Probleme sind ja ganz anders definiert als Symptome, die zur Diagnostik und Therapie von Erkrankungen dienen. Vor allem werden Gesundenuntersuchungen nach anderer Methode geführt als Konsultationen: Ein Vorsorgeprogramm läßt sich leicht standardisieren, weil ohne Rücksicht auf den Leidensdruck des Patienten nach Risiken zu fahnden ist, die der Arzt kennt; dies ist ein anderes Verfahren als die problemorientierte Diagnostik in der allgemeinärztlichen Sprechstunde, die sich nach den Mitteilungen des Patienten ausrichtet. Das andere Verfahren läßt andere Ergebnisse zu und seine diagnostischen Ergebnisse sollen nicht mit Ergebnissen des allgemeinärztlichen Verfahrens vermengt werden.

* Fragen der Vollständigkeit aus der Sicht des Krankheitsverlaufes [14]:
Bei akuten Erkrankungen: Der natürliche Verlauf von Gesundheitsstörungen führt besonders an der ersten ärztlichen Linie dazu, daß ein – oft nur in Symptomen beschriebenes –

Beschwerdebild noch weitere Entwicklungen haben kann, die sowohl zum Stillstand des Krankheitsgeschehens als auch zu radikalen Verschlechterungen überleiten können. Die erste Aufzeichnung über ein Problem ist also gerade in der Primärmedizin (Primary Care) [15] als Aussage über die Gesamtheit des Verlaufes unzu(ver)lässig, obwohl sie wesentliche Aussagen über den Beruf und über dessen diagnostische Methode erbringt.

Bei chronischen oder längst diagnostizierten Krankheiten: Sie würden in einer Statistik von Konsultationsergebnissen zu oft aufgezeichnet werden: nicht in jeder Konsultation erfordern sie diagnostische Arbeit, jedes Mal kommen sie vor [16]. In der Erstellung einer Statistik von diagnostischen Ergebnissen über größere Zeiträume als der Einzelkonsultation muß ihre Anzahl daher willkürlich beschränkt werden: Zum Beispiel, indem sie in einer Jahresstatistik einmal jährlich gezählt werden.

* Fragen der Vergleichbarkeit der Bezeichnungen und des diagnostischen Vorgehens [17]:

Wollen wir diagnostische Aufzeichnungen vergleichbar zwischen Einzelpraxen erstellen, so müssen wir das *Vokabular* zur Beschreibung von Gesundheitsstörungen standardisieren; es erscheint hingegen vergleichsweise wenig sinnvoll, das diagnostische *Vorgehen* der Ärzte für statistische Zwecke zu standardisieren [18]:

Verschiedene Ärzte sind jeweils mit ihren Methoden am erfolgreichsten: denn schon vor allen sprachlichen Festlegungen auf diagnostische Bezeichnungen wird der Arzt die erreichbare Information nach seiner persönlichen Variante der Berufserfahrung gliedern; diese präverbale, pragmatische Erfahrung beeinflußt die ärztliche Wertsetzung bei der Bearbeitung der Symptome in folgender Art:

Da das Bewertungssystem von gesund–krank, psychisch–somatisch, riskant–ungefährlich trotz konstanter berufseigener Rahmenbedingungen häufig auf Persönlichkeit und Erfahrung jedes Arztes beruht, ist es auch für Untersuchungszwecke nicht vollständig gleichzuschalten. Bei rein äußerlicher Gleichschaltung des diagnostischen Vorgehens (sofern es das gibt) werden wir dennoch verschiedene Aussagen über die selbe Gruppe von Gesundheitsstörungen erwarten müssen.

Darüber hinaus finden sich noch *weitere methodische Grundfragen:*

* *Gruppenstudien oder Einzelpraxisforschung* [19]? Der Arzt, der mit einem klaren diagnostischen Vokabular und einer konsequent eingehaltenen Methodik mehrere (meist drei) Jahre lang eine Statistik der Endergebnisse nach Konsultation führt, hat eine Aussage zumindest über seine eigene Arbeit erbracht. Er wird auch in die Nähe allgemeiner Aussagen über den Beruf und dessen epidemisches Spektrum kommen. Wegen der üblichen praxiseigenen Selektion von Patienten und (auch nur mäßiger) persönlicher Selektion diagnostischer Bezeichnungen, Methoden oder Begriffe wird er aber Aussagen, die über die eigene Praxis hinausgehen, nicht in gesicherter Form erreichen können. Der scheinbare Ausweg hat dann wieder andere Methodenprobleme: zum Beispiel, wenn mehrere Praxen mit einer einzigen epidemiologischen Methode untersucht werden, um die untersuchte Grundgesamtheit zu erweitern: Verschiedene Ärzte ordnen diagnostische Einzeldaten verschieden ein und an. Es wird daher nicht nur zur erwünschten Vermehrung der epidemiologisch relevanten Grundgesamtheit erfaßter Patienten kommen, sondern auch zur Streuung von diagnostischen Bezeichnungen bei ähnlich benennbaren Beschwerdebildern. Das könnte zum Vorteil der Vielfalt führen, wird aber auch den Nachteil der Verzerrung sonst anders gearteter Zahlenbezüge in der Fällestatistik haben. Als Ausweg aus allen Methodenproblemen bleibt zuletzt nur: festzulegen, welches Forschungsziel den einen oder anderen Weg der Untersuchung besser rechtfertigt.

* *Strenge Konsultationsergebnisforschung oder Fällestatistik?* Unter dem Begriff des Falles und dessen Zusammenfassung, der Fällestatistik, versteht Müller [20] die Zusammenziehung der diagnostischen Ergebnisse zu einem Patienten über den Beobachtungszeitraum. Dies wird durch Nachträge und Korrekturen einer auf Konsultationsergebnisse aufgebauten diagnostischen Erhebung erreicht. Eine Fällestatistik ist schon deswegen methodisch schwieriger als die Aufzeichnung von Ergebnissen nach Einzelkonsultationen. Braun hat deswegen auch, vor Müller, und von ihm abweichend, festgelegt, daß in unserem Beruf das Ergebnis der Konsultation als „Fall" Geltung hat [21]. Eine praxisepidemiologi-

sche Darstellung sollte sich jedenfalls zu einem der beiden genannten methodischen Wege bekennen, um Mißverständnisse zu vermeiden.

Handlungsforschung [22, 23]

Sucht man, aus Gründen der Skepsis vor den vielfältigen diagnostischen Hürden und Bezeichnungsproblemen an der ersten ärztlichen Linie, nach weiteren Methoden, die Allgemeinpraxis berufsnahe und wissenschaftlich zu beschreiben, so können auch die vom Arzt getätigten Handlungen aufgezeichnet werden: Die Handlung (diagnostisch, therapeutisch, körpersprachlich, administrativ) ist durch den Arzt in der Welt getätigt, objektiv erfaßbar, und daher mit standardisierbaren Forschungstechniken festzuhalten. Die Aufzeichnung von Handlungen ermöglicht, auf dem Weg über objektiv erfaßbare Faktoren, einen Durchblick auf Subjektives von Patient und Arzt.

In die Handlung als gemeinsame Endstrecke fließen nicht nur objektivierbare Entscheidungsfaktoren sondern auch subjektive, sonst schwer analysierbare Erwägungen ein. Bei Darstellung der vom Arzt getätigten oder veranlaßten Maßnahmen besteht daher berechtigte Hoffnung, durch diesen objektivierenden Forschungsansatz mehr als die kognitive Ebene der Konsultation zu erfassen.

Eine Forschung über Handlungen hat ihre Bezeichnungen getrennt von denen diagnostischer Ergebnisse anzuordnen: Diagnostische Ergebnisse (zum Beispiel „Rißquetschwunde") und Handlungen (zum Beispiel „Tetanusinjektion") sollten nicht auf gemeinsame 100% (Handlungs-Diagnosen-Mix) aufgelistet sein: Jeder genannten Einzelkategorie gehören ihre 100% (also: alle Handlungen, die untersucht wurden in die eine Liste, alle diagnostischen Ergebnisse in die andere Liste).

Solche Fehler ergeben sich durch unüberlegte Verwendung von Listen der Klassifikationssysteme, die dies zwar nicht vorschreiben, es dem Ahnungslosen aber durch die Gliederung des Registers ermöglichen.

Wenn wir, nach Überlegungen zur Methodik dieser Forschungsrichtung, die Illusion einer perfekten Statistik über alle Gesundheitsstörungen einer von uns betreuten Klientel aufgeben, was können wir durch Aufzeichnungen aus derAllgemeinpraxis erheben? Was können wir aus ihnen lernen?

* Vorbildhafte Studien aus England, insbesondere die National Morbidity Studies [1], haben das Problem der Aufzeichnung von diagnostischen Angaben in folgender Weise umschrieben: Jede Aufzeichnung am lebenden Menschen und aus Konsultationen kann nur „reported morbidity" feststellen, nicht also einen kompletten Querschnitt aller Gesundheitsstörungen des beurteilten Patienten. Nur was aus der Konsultation kommt, wird aufgezeichnet, dann aber zu Vergleichszwecken mit Daten gleicher Herkunft. Es gilt in solchen Untersuchungen als legitim, die Daten aufzuzeichnen und zu vergleichen, die von einem gewissenhaften Arzt bei konsequenter Ausübung seiner Funktion erhoben wurden.

* Damit ergibt sich als Produkt sorgfältiger Untersuchungen aus der Einzelpraxis ein Profil dessen, was der Arzt wahrgenommen hat, aufgezeichnet in seinen diagnostischen Begriffen [17] und unter Einfluß durch seine Kategorien von gesund–krank, psychisch–somatisch, riskant–ungefährlich.

* Diese Aussagen haben aber mehr als pionierhaften Wert für die Beschreibung des Berufes: Die Sammlung von Konsultationsergebnissen stellt nämlich nicht nur die für den Beruf charakteristische Verteilung von Gesundheitsstörungen (nach den genannten, beträchtlichen Filterprozessen) dar, sondern auch das Maß dessen, was mit den vorhandenen Mitteln (diagnostisches Repertoire des Arztes, Bereitschaft des Patienten mitzuarbeiten, Erkrankungsart und -ausmaß beim Patienten) diagnostisch erreicht werden kann. Damit ist das Register der aus Konsultationen aufgezeichneten diagnostischen Ergebnisse in der Allgemeinpraxis, bei richtiger Forschungsmethodik, doch für qualifizierte allgemeinere Aussagen über die Allgemeinpraxis geeignet [23] und für die Planung der Ärzteausbildung und die Organisation der Gesundheitsdienste von hohem Wert.

* ... und für die Beschreibung oder Begründung von Verfahren: Die Vorstellung hat sich durchgesetzt, daß die Häufigkeitsverteilung erlebter Gesundheitsstörungen das Handeln der Ärzte in der

gesamten Medizin beeinflußt. Der Erfahrungsweg des Allgemeinarztes erzeugt in ihm mit fortschreitender Erfahrung in seiner berufsgemäßen Fälleverteilung ein dieser angepaßtes Verhalten. Der intellektuelle Weg der Forschung ermöglicht die Verfeinerung dieser Fähigkeiten durch Prozesse der Bewußtwerdung [24].

Die Allgemeinmedizin hat ihren Weg in die Universität mit diesem gut erforschbaren Novum begründen können [25]. Das merklich von der hospitalen Methode abweichende Handeln der Ärzte an der ersten ärztlichen Linie fand häufig einleuchtende Begründungen aus epidemiologischer Sicht.

* Die Art der Verwendung eines diagnostischen Vokabulars ermöglicht nicht nur Aussagen über die Anzahl von Krankheiten, die der Arzt am Patienten begrifflich erfaßt und erkennen kann; eine zweite Gruppe von Einsichten ist über den Arzt selbst möglich: über seine diagnostischen Begriffe und seine Konzepte von gesund–krank, psychisch–somatisch, riskant–ungefährlich; Berufskollegen können aus solchen Diagnosen- oder Symptomregistern Einsichten über die Berufskompetenz eines Allgemeinarztes gewinnen. Auch die Kenntnis der Begriffe, die er gerade nicht für seine diagnostischen Ergebnisse braucht, ermöglicht Aussagen über seine Art der Berufsausübung. Die Forschungsergebnisse solcher Untersuchungen tragen in besonderem Maße zum Verständnis des Berufs bei, wenn ihre vielfältigen methodischen Probleme als Kennzeichen der Ergebnisse – nicht aber als grundsätzliche Hindernisse der Forschung überhaupt – mitbedacht werden.

Literatur

[1] Royal College of General Practitioners (1979) Morbidity Statistics from General Practice. Second National Study, HMSO, London, pp 1 ff
[2] Pickles W: Epidemiology in Country Practice. The Royal College of General Practitioners, London (zahlreiche Auflagen)
[3] Ackermann-Liebrich U, Kunze M (1986) Epidemiologie. Meducation, Wien Cham, S 10–11
[4] Grethe H, Große G, Junghanns G, Köhler Ch (1984) Leitfaden der Allgemeinmedizin. Volk und Gesundheit, Berlin, S 40
[5] *Op. cit.* [1] S 19
[6] De Loof J (1983) The Denominator Problem – Die Praxisgröße. Allgemeinmed. Internat. 3: 127–128

[7] Flemming DM (1983) Die definierte Population. Allgemeinmed. Internat. 3: 135–140
[8] Vutuc Ch (1986) Epidemiologie. In: Baumgartner E (Hrsg) Angewandte Arbeitsmedizin. Maudrich, Wien München Bern, S 476
[9] Stephen WJ (1979) An Analysis of Primary Medical Care. Cambridge University Press, Cambridge, S 17
[10] Stimson G, Webb B (1975) Going to See the Doctor. The Consultation Process in Primary Care. Routledge & Kegan Paul, London Boston, pp 20–36
[11] Hannay DR (1979) The Symptom Iceberg. Routledge & Kegan Paul, London
[12] Wright HJ, Macadam DB (1979) Clinical Thinking and Practice. Diagnosis and Decision in Patient Care. Churchill, Livingstone Edinburgh London New York, S 54–60
[13] Hart C (1975) The Organisation of Screening. In: Hart CR (ed) Screening in General Pracice. Churchill, Livingstone Edinburgh, pp 41–50
[14] McWhinney IR (1973) Frühsymptomatik des Praktischen Arztes. Huber, Bern Stuttgart, S 14 ff
[15] Fry J (ed) (1980) Primary Care. Heinemann, London, pp 45–59
[16] Braun RN (1988) Wissenschaftliche Arbeiten in der Allgemeinmedizin. Springer, Berlin Heidelberg New York
[17] Bridges-Webb Ch (1986) Classifying and Coding Morbidity in General Practice. Validity and Reliability in an International Trial. The Journal of Family Practice 23: 147–150
[18] Huygen FJA, et al (1992) The Relationship Between the Working Styles of General Practitioners and the Health Status of Their Patients. Brit J Gen Pract 42: 141–144
[19] Müller J (1989) Analyse der Allgemeinmedizin (Rostocker Studie). Med. Dissertation für die Promotion B. S 9–12
[20] *Op. cit.* [19] S 90
[21] Braun RN (1986) Lehrbuch der Allgemeinmedizin. Verlag Kirchheim, Mainz
[22] Tenbruck FH (1978) Anthropologie des Handelns. In: Lenk H (Hrsg) Handlungstheorien Interdisziplinär 2/1. Fink, München, S 122–123
[23] Cooper B (1977) Epidemiologische Psychiatrie. Urban und Schwarzenberg, München Wien Baltimore
[24] Tönies H (1991) Hausbesuch und Diagnostik im Notdienst. Springer, Berlin Heidelberg New York
[25] Nijmegs Universitair Huisartsen Instituut (1985) Morbidity Figures from General Practice. Selbstverlag

3. Die Benennung von Gesundheitsstörungen

Patient und Arzt benennen die Gesundheitsstörung mit Bezeichnungen, die die Verständigung über die Erkrankung oder deren Symptome erst ermöglichen.

Die diagnostische Bezeichnung, die wir der Gesundheitsstörung geben, heißt Klassifizierung oder, bei Erfüllung strenger erkenntniskritischer Bedingungen, Diagnose. Sie hat vielfältige Aufgaben:

* Sie dient (nach Müller) [1] als eindeutiges Kommunikationsmittel: Wir wissen, wovon wir reden, und wir können es definieren.
* Sie dient dem persönlichen Ordnungsbedürfnis des einzelnen.
* Sie ist Voraussetzung zur Erlangung von Medikamenten, Heilbehelfen, Freizeit, Kuren und anderen Maßnahmen und ermöglicht bewußte Verhaltensformen der Patienten, die als Krankenrolle [2] umschrieben werden.
* Sie ermöglicht (oft aus Einzelsymptomen, oft aus der Diagnose im strengen Sinn) eine prognostische Schätzung.
* Sie enthält [3, 4] für den Kenner der Medizin eine mehr oder minder zwingend gekoppelte Handlungsanleitung betreffend Therapie, diagnostische Absicherung oder Vorsorge. Solche Handlungszwänge haben in der Allgemeinpraxis wesentliche Bedeutung. Sie können sich nach dem Stand der Wissenschaft und den bedingenden Umständen der (einer) Allgemeinpraxis ändern.
* Sie dient als wissenschaftlicher Ordnungsbegriff in Klassifikationssystemen [5].

Da die Eigenart des Faches Allgemeinmedizin nach herrschender Meinung durch Beschreibung der dort behandelten Gesundheitsstörungen gefunden wird, ist es wichtig, einem Klassifikationssystem für die Allgemeinmedizin und den Problemen seiner Anwendung besondere Aufmerksamkeit zu widmen. Fehlerquellen innerhalb des Klassifikationssystems oder Fehler in dessen Anwendung könnten, unerkannt, zu folgenreichen Mißverständnissen über die damit erstellten Forschungsergebnisse führen.

Fehlerquellen innerhalb eines Klassifikationssystems

Die Autoren der ICD (International Classification of Diseases) [5] erklären im Vorwort deren Wert und Problematik:
„Eine Klassifikation von Krankheiten kann als eine Systematik von Krankheitsgruppen definiert werden, der Krankheitsbilder nach feststehenden Kriterien zugeordnet werden. ... Eine statistische Klassifikation von Krankheiten und Verletzungen richtet sich nach dem Zweck, für den die Statistiken zu erstellen sind."

Die Anordnung der Klassifikationsbezeichnungen folgt nach dieser Aussage einem logischen System von Einschluß und Ausschluß mit dem Ziel der eindeutigen Zuordnung eines Erkrankungsbildes an nur einer Position des Klassifikationssystems. Dem Verwendungszweck der Ergebnisse wird eine bestimmende Rolle für die Feineinstellung von Inhalt und Methodik der Aufzeichnungen zugestanden.

Neuanpassungen der ICD für Zwecke der Allgemeinpraxis wie die ICHPPC (International Classification of Health Problems in Primary Care) [6] sind meist Kurzfassungen, die dem forschenden Allgemeinarzt ein möglichst unproblematisch eindeutiges Zuordnen ermöglichen und großzügigen Platz für berufseigene Schwerpunkte wie familiäre und Verhaltensprobleme sowie Einzelsymptome geben.

Ein nicht primär diagnostischer sondern besonders deutlich handlungsorientierter Klassifizierungscode liegt als Arbeit der North American Primary Care Research Group vor [7]. Ausreichende Komponenten dieser Klassifizierungsform für die wahre „Praxis" sind jedoch auch in der ICD und deren Abkömmlingen verwirklicht.

Das eigentliche Problem aller Klassifizierungssysteme ist die praktische Undurchführbarkeit der Leitidee, daß jeder Allgemeinarzt als Produkt seiner Diagnostik erstellte

* wiederholbar eindeutige Beurteilungen
* an eindeutige Orte des Klassifikationssystems setzen soll.

Dieses Ziel erscheint vielen unerreichbar [8], weshalb auch die Forschungsergebnisse von Klassifizierungsstudien Kritik und Nachsicht erfordern. Sie müssen in Bezug auf ihre Forschungsmethodik und ihre Zielsetzung interpretiert, sie können nicht absolut gesetzt werden.

Die Problematik, die Beurteilung biologischer Störungen zu Klassifikationen umzusetzen, ist vielfältig

Die wichtigsten Klassifizierungsprobleme bestehen in

* Problemen der Abgrenzung sicherer und unsicherer diagnostischer Merkmale (Symptomausschluß und Symptomeinschluß; Symptom gegen Vollbild und Diagnose),
* in Problemen der Bezeichnung vor Ablauf eines Krankheitsprozesses oder ohne volle Kenntnis der Erkrankung (Prozeß gegen Zustand und Endstadium) und in
* Problemen der richtigen Kategorienbildung (anatomisch – ätiologisch – handlungsbezogen).

Sicherheit – Unsicherheit

Diagnostische Begriffe sind historisch gewachsene Einheiten, die nicht nur semantisches Forschungsinteresse wecken. (Ihre Genese aus volkstümlichen Bezeichnungen, magischen Fehlbenennungen und graeco-romanisch-englischem Gelehrtenwortschatz ist eine eigene Philosophie wert). Sie erwachsen aus einer gedanklich hergestellten *Einheit von klinischen, physiologischen, pathophysiologischen, biochemischen* und *psychischen Merkmalen* [5]. Oft findet sich ein Klassifizierungsmerkmal aus jeder der genannten Kategorien und bei manchen Klassifizierungsaufgaben mündet der Zuordnungsversuch schon deshalb in verschiedene Rubriken. Es ist tatsächlich (merkbar: beim Atemwegsinfekt) teilweise von persönlicher Willkür abhängig, welcher Leitkategorie die Führung überlassen wird.

Die Verbindung dieser Merkmale mit dem Krankheitsbegriff ist entweder zwingend wie bei den klassischen Naturgesetzen (jeder Zuckerkranke hat einen unter Standardbedingungen erhöhten Blutzuckerwert) oder sie folgt statistischen Wahrscheinlichkeiten (die meisten Depressiven haben ein morgendliches Tief) [9, 10]. Getreu der elementaren Logik kann also ein Klassifizierungsmerkmal notwendig (Blutzuckerwert) oder hinreichend (morgendliches Tief) für eine Klassifizierung sein.

Für eine Klassifizierung sollten zuerst die gründlich gesicherten Merkmale herangezogen werden, auch wenn bei Krankheiten mit deutlich gestuftem Verlauf die Merkmale mit der stärksten Beweiskraft nicht gleichzeitig am Patienten aufzufinden sind. Unter diesen wieder sollten notwendig miteinander und mit dem Krankheitsbegriff verbundene Merkmale bevorzugt werden.

Eine weitere Unsicherheit betrifft die Wertung von Symptomen im Zusammenhang des Krankheitsbildes: Diagnostische Bezeichnungen können *prozeßhaft veränderliche Erkrankungsformen* (Koliken, Entzündungen, Stenokardie) und *statische Zustände* (Arthrose, angeborene Sehstörung, Zustand nach ... Insult etc.) beschreiben. Viele Symptome haben einen Platz in der Beschreibung beider Erkrankungsformen, der akuten und der statischchronischen. Es ist aus ihrer Entdeckung und Aufzeichnung noch keine Aussage über den Verlauf der Erkrankung zu gewinnen. Oft sind die entscheidenden Bestimmungsmerkmale zum Zeitpunkt der ersten diagnostischen Festlegung noch nicht gefunden [11]: Aus der vielfachen Verwendbarkeit des Symptoms ergibt sich eine Unsicherheit der Bezeichnung – nicht immer zum Nachteil:

Während der englischen Influenza-Epidemie von 1989 haben die dort im epidemiologischen Suchsystem aufzeichnenden Ärzte [12] ihre diagnostischen Bezeichnungen für die erkannten Atemwegsinfekte, die unter mehreren Rubriken geführt werden konnten, erst dann auf die Influenza-Klassifizierung beschränkt, als sie von der epidemischen Natur der Erkrankung überzeugt waren. Vorher verteilten sich die Beurteilungen auf Klassifizierungen wie grippaler Infekt, Tonsillitis, akute Bronchitis, Pleuritis, Pneumonie und andere. Ein Gewinn aus den Aufzeichnungen lag dennoch vor: Im Erkennen des Anstiegs aller derart benennbaren Erkrankungen.

Die Vielfalt von Verwendungsmöglichkeiten für das einzelne *Symptom* gibt diesem seine zentrale Rolle im diagnostischen Prozeß und in den gedanklichen Anpassungsversuchen, unter denen er abläuft. Symptome und Symptomkombinationen sind vordergründig Elemente der Diagnostik (des Ablaufs oder Prozesses), hintergründig auch noch der Diagnose (des Endprodukts). Sie sind als Elemente der Diagnostik von hohem Wert, werden jedoch, wegen ihrer Vieldeutigkeit und Unschlüssigkeit, nicht geachtet, wenn sie die einzigen Endprodukte diagnostischer Bemühungen darstellen. Das Verharren der Diagnostik auf der Ebene bloßer Symptombeschreibungen würde von pathologisch-anatomisch geschulten Klinikern als Niederlage angesehen: Ist doch bei ihren ausgewählten Patienten eine zwingende Verbindung von Symptomatik und Befund bis zum Vollbild der Diagnose belegbar [13].

Klassifikationssysteme, die etwas auf sich halten, haben lange Zeit die wichtigsten gedanklichen Hilfsmittel der Diagnostik, die Symptome, möglichst ignoriert und in ihren Aufzeichnungsvorschriften unsichere Schlußfolgerungen zu diagnostischen Vollbildern bevorzugt. Für Symptome wird in den meisten Klassifizierungssystemen (die als Produktsammlungen gedacht sind) weniger Platz eingeräumt als für Bezeichnungen von zustandshaften Vollbildern einer Erkrankung. Abschließende Bezeichnungen durch Symptomklassifizierungen wurden schon vom Vokabular und von den Kategorien der Klassifizierungssysteme nicht begünstigt. Die meisten Codes, die die klinische Medizin kennt, waren anfangs als Todesursachenregister nur auf die Codierung von Diagnosen ausgerichtet [15].

Erst neue Entwicklungen, auch in dem historisch gewachsenen Mammmutklassifizierungssystem der ICD, ermöglichen die Codierung von Symptomen in dem Ausmaß, das für die Beschreibung von Konsultationsergebnissen gebraucht wird. Während am Ende eines Patientenlebens ja meist eine große Anzahl fixierter somatischer Störungen vorliegt, ist zu Ende einer primärärztlichen Konsultation, die einen Ausschnitt einer frühen Krankheitsentwicklung, eines Menschenlebens und eines beginnenden

Erkenntnisprozesses darstellt, gewöhnlich mit wenig gesicherter Information zu rechnen: die Beschreibung durch Symptome hat dort ihre Berechtigung.

Eine solche Entwicklung hat auch Nachteile: Ein Klassifikationssystem wird vor allem für den Zweck errichtet, Vergleiche diagnostischer Daten zu ermöglichen; die Lücken, die schon in den früheren Systemen bestanden, wurden durch die Ermöglichung von Symptomkategorien noch vermehrt: Während der Allgemeinpraktiker, der Konsultationen aufzeichnet, wahrscheinlich eine umfangreiche Symptomrubrik schätzen wird, könnte damit auch dem Klassifizieren auf niedrigster Ebene, ohne Bemühen um die Integration zur Diagnose, Vorschub geleistet werden.

Schon bisher war es möglich, einen Infekt bei seiner Lokalisation oder seiner Erregerart zu klassifizieren; einen Tumor bei seinem Namen oder bei einer Komplikation; einen arteriellen Hochdruck bei seinem Namen oder seiner Ursache; einen Atemwegsinfekt bei jeder anatomischen Einzellokation; eine Operation bei der Handlung oder beim Ort der Erkrankung; erst recht so bei Kombinationserkrankungen: die diabetische Nephropathie war bei endokrinen oder bei Nierenerkrankungen zu führen, die Arthitis urica bei den Stoffwechselerkrankungen oder bei den Gelenkserkrankungen oder beiden. Es bestehen also in den gängigen Klassifikationssystemen viele alternative Wahlmöglichkeiten, die nicht nur Summenbildungen der Kategorien (etwa: Atemwegsinfekte, Tumoren, Darmerkrankungen) verändern: diese wurden ohnehin stets in kritischer Distanz und für besondere Zwecke beurteilt. Sogar der Einsatz einzelner Klassifizierungen kann verschieden erfolgen:

In einer Studie [15] wurden 52 Ärzte veranlaßt, schriftlich niedergelegte Fallbeispiele zu klassifizieren: Ein Leiterteam bereitete 76 Fallbeispiele vor und stellte Einigkeit in deren Bezeichnung durch Gruppendiskussion her. Diese Einigkeit war aber trotz der sorgfältigen Vorbereitung und der ausgesuchten Fallbeispiele nicht bei den diagnostizierenden Ärzten herzustellen: Im besten Fall wurden 70 der 122 vom Leiterteam vorbereiteten Klassifizierungen von maximal 58% der Ärzte erwartungsgemäß benannt. Zwar wurden nur sieben der Probleme von weniger als 19 Prozent der Ärzte richtig klassifiziert. Bei den anderen Problemen zeigten sich aber auch noch starke Variationen.

Aus dieser berechtigten und hilfreichen skeptischen Haltung soll uns die Beantwortung der Frage entführen, was wir trotz derartigen Unsicherheiten von einem Klassifizierungssystem erwarten dürfen:

* Ein Klassifizierungssystem schafft nomenklatorische Ordnung: Auch wenn Nomenklaturen anderen Zwecken dienen, ist die möglichst einheitliche Art der Bezeichnung ein wesentlicher Schritt zu einem geordneten diagnostischen Denken für den einzelnen Arzt und für den Beruf.
* Es demonstriert gesicherte Kategorien zum Aufbau diagnostischer Argumentation und ermöglicht die Kritik der Ergebnisse und deren methodische Abgrenzung gegeneinander.
* Ein Arzt, der seine diagnostischen Ergebnisse ein bis drei Jahre verfolgt, gewinnt Einsicht in seine diagnostischen Verfahren, deren Lücken und Grenzen.
* Zur Annäherung an das Ideal der einheitlichen Klassifizierungsmethodik können Konferenzen und Teambesprechungen dienen, damit durch Konsensdiskussionen möglichst wenige höchst persönliche Klassifizierungswege begangen werden.
* Auch die isoliert erstellten Forschungsergebnisse jeweils einzelner Pioniere zeigen mehr verbindende als trennende Eigenschaften, sodaß die klaren Erfolge ihrer Klassifizierungsstudien die Methodenskepsis weit in den Hintergrund verweisen. Die Kenntnis der unvermeidbaren Methodenschwächen ermöglicht, den Wert solcher Ergebnisse zu bewahren.

Codierung von Beratungsursachen
(die Reasons for Contact Classification)

Der Patient entscheidet vor dem Arztbesuch fürs erste, was er besprechen will. Meist hat er eine Vorstellung, sie mag noch so falsch sein, welcher Organbereich eine Störung erleidet, oder er weiß eben als chronisch Kranker aus früheren Konsultationen, welche Gesundheitsstörung ärztlich betreut wird. Wird in Studien aus der Allgemeinpraxis die vom Patienten gesetzte oder erlebte Beratungsursache neben dem ärztlichen Beratungsergebnis aufgezeichnet, so ergeben sich Schlußfolgerungen über das persönliche Erleben des Patienten und die diagnostische Unsicherheit oder Sicherheit seiner Erstbeurteilungen, erst recht aber über die Handlungsziele, die seine Erwartung dem Arzt setzt; und über das Ausmaß ihrer Erfüllung. Mit diesem Verfahren, dessen Ausfeilung wir H. Lamberts und seiner Arbeitsgruppe verdanken, wird erstmals der Rolle des Patienten in der Diagnostik Rechnung getragen.

Für die Registrierung solcher Daten ist ein Kombinationscode entwickelt worden, der Aufzeichnungen der Körperbereiche und der vom Patienten gesetzten Handlungsziele zuläßt [16–18].

Darin ist die Möglichkeit gegeben, Erkrankungen nach Organbereichen und psychischen oder sozialen Problemstellungen mit einem Buchstabencode aufzuzeichnen. Welche Absichten der Patient mit dem derart benannten Problem verfolgt, wird mit einem weiteren Zifferncode nach 7 Kategorien aufgeschlüsselt:

* Er kann Symptome einbringen und deren Beschwerdecharakter zum Thema stellen: Ich habe solchen Husten.
* Er kann Verfahren zur Diagnostik anstreben und deswegen kommen: Ich will mein Herz untersuchen lassen.
* Er kann Behandlungsmaßnahmen anstreben: Ich will mein Rezept (wieder) haben.
* Er will Untersuchungsergebnisse besprechen.
* Er kommt für administrative Maßnahmen.
* Er setzt eine feste Diagnose (kein Symptom, keinen Verfahrenswunsch) als Grund seines Kommens.
* Eine Restrubrik für sonst Unklassifizierbares.

Die Ergebnisse werden in einem Buchstaben-Zifferncode (Alphanumerischen Code) ausgedrückt, der mehrfache Vergleiche innerhalb der Aufzeichnungen zuläßt. So ist (mit 64%) die umfangreichste Verfahrensrubrik die der ungeklärten Symptome und die (mit 29%) häufigst aufgezeichnete Symptomatik Schmerz an einem Organbereich, am häufigsten wieder im Bewegungsapparat (mit 16% aller Kontakte).

Mit dieser Form der Klassifizierung von Beratungsursachen (Reasons for Contact) wird die Sichtweise des Patienten mehr berücksichtigt als die des Arztes: Wenn ein Patient eine offensichtlich falsche Sichtweise seines Problems zu Beginn benennt, wird sie dennoch in die Klassifikation aufgenommen. Es wäre fehlerhaft, würde der Arzt das Problem des Patienten in Form einer Diagnose oder eines Verfahrens festlegen, die nicht von diesem ausgedrückt wurden; der aufzeichnende Arzt ist nur ein Sachwalter des Code und des Verständnisses der Ziele des Patienten.

Erste Untersuchungen mit dieser Form der Klassifizierung haben aus mehreren Kontinenten ähnliche Ergebnisse erbracht: In der führenden Studie von Lamberts wurden pro Konsultation 1,36 Beratungsursachen registriert. 59% der Konsultationen waren auf die Bearbeitung von Symptomen im Sinn der ersten Rubrik ausgerichtet. In einer norwegischen Studie finden sich als häufigste Körperbereiche der Bewegungsapparat in 20%, die weiblichen Geschlechtsorgane in 13% und das Herzkreislaufsystem in 11%. Auffällig war die überaus geringe Anzahl psychologischer Probleme, die der Patient selbst als Problem namhaft machte. Der umfangreich aufgesplitterte Code verlangte allerdings mehr Aufmerksamkeit als ein einfacher.

Welchen Zweck erfüllt die Klassifizierung von Beratungsursachen?

* Wir erhalten ein Bild von den Erwartungen der Patienten an die Medizin.
* Wir sehen, welchen Körper- oder Persönlichkeitsfaktoren der Patient seine Probleme zuordnet.
* Wir erhalten (trotz Zweifels über die Vollständigkeit solcher Aufzeichnungen) ein Bild von der Anzahl der Probleme, die vor der Konsultation erlebt werden und deren Variabilität nach Alter und Geschlecht.
* Wir beginnen die Epidemiologie der diagnostischen und der Verfahrensaspekte unseres Berufes an der für den Allgemeinarzt einzig richtigen Stelle: beim Patienten.
* Die Besinnung auf das Symptom als den Baustein der Diagnostik gibt ein realistischeres Bild der diagnostischen Alltagsarbeit überhaupt. Erst eine Klassifizierung, die dem Symptom gedanklichen Raum gibt, ermöglicht, die Denkformen der Alltagsarbeit realistisch darzustellen. Damit wird sich hoffentlich auch ein realistischer Zugang zur Aufzeichnung von Beratungsergebnissen durchsetzen. Der Zwang, einem Problem des Patienten eine Diagnose zuzuschreiben, könnte schwinden.

* Es ist zu hoffen, daß mit dieser Registriermethode vertiefte Untersuchungen des Ablaufs und der Stufen der Erkenntnisfindung im diagnostischen Prozeß möglich werden.

Literatur

[1] Müller J (1989) Analyse der Allgemeinmedizin (Rostocker Studie) Med. Dissertation für die Promotion B. S 18–19
[2] Stimson G, Webb B (1975) Going to See the Doctor. The Consultation Process in Primary Care. Routledge & Kegan Paul, London Boston, p 5
[3] Bubner R (1976) Neue Hefte für Philosophie, 9: Handlungstheorie. Vandenhoeck & Ruprecht, Göttingen, S 13
[4] Anschütz F (1982) Indikation zum ärztlichen Handeln. Springer, Berlin Heidelberg New York, S 31
[5] Internationale Klassifikation der Krankheiten (1988) (ICD) 9. Revision, 2. Aufl. Kohlhammer, Köln Stuttgart Berlin Mainz
[6] WHO Working Party on the International Classification of Primary Care (1985) International Classification of Health Problems in Primary Care, Amsterdam
[7] North American Primary Care Research Group (1981) NAPCRG-1. A Process Code for Primary Care, International Field Trial Version. Selbstverlag, Richmond, Virginia
[8] Royal College of General Practitioners (1979) Morbidity Statistics from General Practice, Second National Study. HMSO, London, pp 19 ff
[9] Stegmüller W (1974) Wissenschaftliche Erklärung und Begründung, Band I. Springer, Berlin Heidelberg New York, S 69, 314
[10] Berner P, et al (1973) Diagnosekriterien für schizophrene und affektive Psychosen. Weltverband für Psychiatrie, S 4, 165
[11] Hodgkin K (1973) Towards Earlier Diagnosis, 3rd edn. Churchill, Livingstone Edinburgh, p 107
[12] Flemming DM, Crombie DL, et al (1990) Observations on the Influenza Epidemic of November/December 1989. Brit J Gen Pract 40: 495–497
[13] Dahmer J 1978) Anamnese und Befund. Thieme, Stuttgart, S 2–3
[14] *Op. cit.* [4] S 2–4
[15] Bridges-Webb Ch (1986) Classifying and Coding Morbidity in General Practice: Validity and Reliability in an International Trial. The Journal of Family Practice 23: 147–150
[16] Lamberts H, Meads S, Wood M (1984) Waarom gaat iemand naar de huisarts? Huisartsen en Wetenschap 27: 234–244
[17] Meads S (1983) The WHO Reason for Encounter Classification. WHO Chron 37: 159–162
[18] Nylenna M (1985) Why Do Our Patients See Us? Scand J Prim Health-Care 3: 155–162

4. Ergebnisse der praxisepidemiologischen Forschung

Die Epidemiologie befaßt sich nach einer Definition [1] „mit der Verteilung von Krankheiten, physiologischen Variablen und sozialen Krankheitsfolgen in menschlichen Bevölkerungsgruppen sowie mit den Faktoren, die diese Verteilung beeinflussen". Die wichtigste Frage, die bisher an eine Epidemiologie der Allgemeinpraxis gestellt wurde, lautet: Wie oft sieht ein Allgemeinarzt benennbare Gesundheitsstörungen und in welcher Verteilung zueinander [2]? Der Anlaß für diese Frage ist der Wunsch nach der Eigendefinition des Faches durch Erhebung der Inhalte seines Arbeitsgebietes. Die dabei untersuchte Bevölkerungsgruppe ist die Gruppe der konsultierenden Patienten, die erforschten Krankheiten oder Gesundheitsstörungen sind diagnostische Ergebnisse unmittelbar nach allgemeinärztlichen Konsultationen oder deren spätere Zusammenfassungen.

Unter der Bezeichnung Fällestatistik haben Forscher und Forschergruppen aus der Allgemeinpraxis entweder

* die Häufigkeiten der diagnostischen Ergebnisse aus einzelnen Konsultationen oder
* die Häufigkeiten von Erkrankungen der von ihnen gesehenen Patientengruppe über längere, meist Jahresperioden, aufgezeichnet.

Diese Forschungsrichtung hat begriffliche Festsetzungen erfordert, deren wichtigste hier folgen:

Die vom Patienten erlebte und formulierte medizinische Ursache, den Arzt aufzusuchen, ausgedrückt in diagnostischen Begriffen (nicht also das Motiv, etwa: ein Todesfall in der Freundesgruppe) heißt *Beratungsursache*, auf Englisch: reason for contact.

Die diagnostische Bezeichnung des medizinischen Problems, das nach der Konsultation feststeht, heißt *Beratungsergebnis*.

Als *Fall*, das heißt: „als wesentliche Grundsortierung epidemiologischer Mengen" [3] wird einerseits das Beratungsergebnis (für akute Erkrankungen: nach der Konsultation) gezählt. Als Fall kann auch das abschließende diagnostische Ergebnis nach Ablauf der Erkrankung gewertet werden, wie in der englischen National Morbidity Study. Dies geschieht durch Korrekturen der diagnostischen Bezeichnung auch nach der ersten Konsultation. Das eine Verfahren ergibt eine Beratungsergebnis- oder Konsultationsstatistik, das andere eine Episoden- oder Krankheitsfällestatistik. Jedes Verfahren hat Vorteile und Nachteile:

Werden diagnostische *Ergebnisse unmittelbar nach der Konsultation* aufgezeichnet, so ist zu diesem Zeitpunkt der Erstellung erster Beratungsergebnisse häufig noch keine endgültige diagnostische Aussage möglich: Ein Krankheitsprozeß, eine Erkenntnis, eine Lebensgeschichte sind zu diesem Zeitpunkt häufig nur so weit abgelaufen, daß sie als Symptom oder Symptomgruppe beschrieben werden können: Mit der Methodik der Aufzeichnung von Konsultationsergebnissen wurde in zahlreichen Studien belegt, daß bei „rund einem Viertel aller Beratungsergebnisse ... dominierend ein einziges Krankheitszeichen (Symptom) im Vordergrund" [4] steht. Mit dieser Erhebungsmethode läßt sich das praxiseigene Verfahren des allmählichen Wissenszuwachses durch Folgekonsultationen darstellen.

Gut geführte Aufzeichnungen über die diagnostischen Ergebnisse nach jeweils einer weiteren Konsultation

* können zu Darstellungen der zeitlichen Entwicklung von Gesundheitsstörungen führen. Sie
* können auch aussagen, was der Arzt mit den beschränkten, aber effizienten Mitteln der Primärversorgung an einer bisher nichtärztlich beurteilten, also unausgelesenen Gruppe von Erkrankungen ausreichend klären, was er nicht klären, aber schon vor weiterer Verlaufsbeobachtung im Ansatz benennen kann. Sie
* dienen auch der Dokumentation faßbarer Handlungsgründe für Wiederbestellung, Überweisung, Therapieentscheidungen

und andere Maßnahmen in Form diagnostischer Bezeichnungen.

Verläufe können durch diese punktuelle Aufzeichnungsform erfaßt werden und es gelingt, Informationen über die Leistungsfähigkeit allgemeinärztlicher Erst- und Folgediagnostik zu gewinnen. Diese Methodik erlaubt nicht, alle Gesundheitsstörungen in der konsultierenden Patientengruppe zu erfassen. Diesem Ziel kommt eine nachträglich korrigierte zusammenfassende Jahresstatistik näher. Diagnostische Aufzeichnungen unmittelbar aus Konsultationen haben auch Grenzen:

* Sie sagen am wenigsten über die Gesamterkrankungsmenge auch nur eines einzelnen Patienten, da eventuelle weitere Gesundheitsstörungen, die nicht erörtert wurden, in die Statistik gewöhnlich nicht eingehen.
* Da bei gutartigen Verläufen der Patient oft nur einmal konsultiert und zu dieser Erkrankung nicht wieder den Arzt aufsucht, müssen wir uns oft mit diagnostischen Aufzeichnungen nach nur einer Konsultation begnügen. Diese sind unter berufsgemäßem Zeitdruck erstellt und spiegeln kaum eine strenge Klassifikationspräzision sondern die tägliche Routine. Sie können gut darstellen, wie es dem Patienten zum Zeitpunkt des Arztbesuchs ging. Die Entwicklung nach dem Arztbesuch ist nicht Gegenstand dieser Methode. Da der Arzt alle Ergebnisse seiner diagnostischen Arbeit, deren Begriffe und Häufigkeiten, der Konsultationsstatistik anvertraut, sagt sie sehr viel über den klassifizierenden Arzt und dessen diagnostische Qualitäten aus.

Ergebnisse und Nachteile der Jahresstatistiken

Konsultationsergebnisse werden für diese Aufzeichnungsform ein ganzes Jahr gesammelt. Auch der Anteil der Erkrankung, der erst nach der ersten Konsultation entsteht, trägt zur Bezeichnung des Falles bei. Die vorläufige, erste Beurteilung über den Patienten kann nach weiterer Verlaufsbeobachtung ersetzt werden. Auch chronische, längst bekannte Erkrankungen sollen in solchen Statistiken ihren (eventuell gesonderten) Platz finden.

Diese Methodik erzeugt den irrigen Eindruck einer Ähnlichkeit mit einer Morbiditätsstatistik. Diese wird jedoch aus methodischen Gründen nie erreicht. Freilich könnte der Arzt aus dem falschen Bestreben, möglichst alle diagnostischen Ergebnisse über einen Patienten zusammenzubringen, auch unzählige Einzelheiten aufzeichnen. Es ist aber einsehbar, daß der Wunsch nach totaler diagnostischer Erkenntnis über lebende Menschen selbst für die Methodik einer Klinik mit ihrem ganzen Apparat an Grenzen stößt [5]. Eine echte Morbiditätsstatistik wird durch Aufzeichnung auch sämtlicher Konsultationsergebnisse nicht erreicht. Spielen zeitökonomische und Raumprobleme bei der Aufzeichnung eine Rolle, so genügt es erfahrungsgemäß [6], die drei wichtigsten diagnostischen Ergebnisse zu notieren.

In einer solchen Statistik findet sich dann eine Klassifizierungs-Häufigkeits-Liste aller für den Allgemeinarzt faßbaren Erkrankungen der von ihm versorgten Bevölkerungsgruppe. Diese Ergebnisse sind aber keine legitime Morbiditätsstatistik auch nur dieser Gruppe. Keine Praxisstatistik kann (im Sinn einer Morbiditätsstatistik) Vollständiges über die Erkrankungshäufigkeit der versorgten Bevölkerung aussagen. Dies kann sie nicht, weil

* der Arzt heute praktisch nirgends der einzige medizinische Versorger am Platz oder in der Umgebung der Patienten ist,
* weil manche Patienten bei den selben Gesundheitsstörungen noch lange nicht konsultieren, bei denen andere längst Hilfe suchen (manche konsultieren später als andere, manche nie) [7, 8].
* weil eine Statistik von Konsultationsergebnissen keine Statistik aller Erkrankungen des betreuten Patienten sein kann: Unter anderem stoßen Vollständigkeitsforderungen an Definitionsprobleme zwischen Gesund und Krank.

Es ist erstaunlich, daß Fällestatistiken zwar nicht die reale Erkrankungshäufigkeit der gesamten zugänglichen Bevölkerung darstellen [9, 10], daß sie aber „zur Erstellung operationaler Maße der Inzidenz neuer Fälle in verschiedenen Untergruppen der Population dienen" können: die neu auftretenden Erkrankungen werden in solchen Statistiken mit hoher Wahrscheinlichkeit weitgehend lückenlos erfaßt.

Ergebnisse epidemiologischer Forschung aus Allgemeinpraxen

Bei Aufzeichnung diagnostischer Ergebnisse von Konsultationen oder im oben näher definierten Sinn von Fällestatistiken ergibt sich in der Allgemeinpraxis eine charakteristische Verteilung und Häufigkeitsreihung von Erkrankungen, die bei anderen Fächern nicht in gleicher Verteilung gefunden wird. Zwischen den einzelnen Forschern und Forschungsgruppen bestehen beachtliche Unterschiede in einzelnen Zahlenergebnissen. Es gibt aber auch viele verbindende und gleichlautende Aussagen.

Die Schwierigkeit, aus Fällestatistiken oder Statistiken von Beratungsergebnissen bleibend gültige Ergebnisse abzuleiten, läßt sich schon an den vergleichsweise häufigen Zuordnungen zu kardiovaskulären Erkrankungen ablesen.

John Fry zitiert [11] die Angaben der englischen National Morbidity Study 1974 aus 43 Praxen. Die Klassifizierung erfolgte mit Hilfe der ICD. Die Zahlen bezeichnen Promille der Summe aller Beratungsergebnisse:

Hypertonie	80
Koronare Herzkrankheit	50
Herzinsuffizienz	33
Arrhythmien des Herzens	8

Ergebnisse aus einer österreichischen Landpraxis 1977–80 (mit einer eher eigenwilligen Klassifizierungsart) [12] zeigen (als Teile einer Klassifikation von 394 Positionen):

Name	Rang	‰ aller Beratungsergebnisse
Hypertonie	2	41,1
Herzinsuffizienz, chronische	9	20,8
Präkordialschmerzen	24	8,6
Polymorphe Kardiopathie	85	3,0
Myokardinfarkt	126	1,8
Anfallsweise Tachykardien	127	1,8

Die Rostocker Studie [13] von J. Müller erhob 1983 Daten in 14 Praxen und klassifizierte mit Hilfe der ICD.

Aufgezeichnet wurden die drei beratungsbestimmenden Klassifizierungen, Vollständigkeit wurde daher nicht angestrebt.

Unter den kardiovaskulären sind die folgenden unter den ersten 20 Zuordnungen häufig gewesen:

Name	Rang	%
Essentieller Hypertonus	1	11,4
Hochdruck-Herzkrankheit	7	2,7
Sonstige Formen der chronisch-ischämischen Herzkrankheit	13	1,6
Angina Pectoris	15	1,4
Unzureichend beschriebene Herzkrankheit	16	1,3

Vergleiche dieser Daten zueinander sind schon wegen der verschiedenen Klassifizierungscodes (mit verschiedenen Anzahlen möglicher Codes und Leerstellen) fast unmöglich. Immerhin sind die Größenordnungen der Zahlen zueinander ähnlich.

Die Promilleanzahl gesicherter Diagnosen wird auch vom Wagemut des Erhebers bestimmt, Symptomgruppen ohne restlose Absicherung zusammenzufassen oder fast restlos bewiesene Bilder als „Diagnosen" in die Statistik aufzunehmen.

Bei einem strengen Forscher, der sich fast keine ungesicherte Integration diagnostischer Daten erlaubt, wird eine Integration diagnostischer Einzeldaten zu Klassifizierungen im Rang von Diagnosen selten sein. Sie gelingt gerade nach Einzelkonsultationen selten. Werden gestalthafte Integrationen dieser diagnostischen Ergebnisse auf Diagnosen hin verweigert, so sind sie in Begriffen von Einzelsymptomen und Symptomgruppen beschreibbar. Ihre Zuordnung zu einem Krankheitsbegriff gelingt nicht zwingend, also nicht als Diagnose.

Als Schlußfolgerung aus allen Untersuchungen ergibt sich dennoch eine Reihe von gesicherten Aussagen:

Die häufigsten neuen diagnostischen Probleme in der allgemeinmedizinischen Sprechstunde sind:

* nicht die akut bedrohlichen oder lebensgefährlichen Gesundheitsstörungen, die in der Hochschullehre vieler Fächer dargestellt werden.
* auch nicht die ausgeprägten, als chronische organische Erkrankung ausgewiesenen Gesundheitsstörungen, sondern
* die umfangreiche – aber in beträchtlichem Ausmaß monotone – Vielfalt der selbstbegrenzenden und oft in kurzer Zeit ablaufenden Erkrankungen. Dies zeigt sich, trotz vermehrter Klassifizierungen von dringlichen Erkrankungen, auch in Konsultationsergebnissen des ärztlichen Notdienstes:

Häufigkeitsreihung der ersten zehn diagnostischen Zuordnungen nach notärztlichem Hausbesuch im Wiener Tagnotdienst (die Zahlen sind gerundete Promillezahlen aus 2545 diagnostischenErgebnissen) [14]:

Ischias	55
Asthma bronchiale	51
Stenokardie	50
Grippaler Infekt	41
Akute Bronchitis	32
Erbrechen und Durchfall	31
Erhöhter Blutdruck	26
Kollaps	25
Kreuzschmerz	24
Bauchkolik, Gallenkolik	22

Die großen Lehrbuchdiagnosen werden nach Erstkonsultation in der Allgemeinpraxis selten gefunden:
 Deren geringere Häufigkeit, erfaßbar als seltenes Neuauftreten (Inzidenz) und geringer Bestand (Prävalenz oder im gesamten Jahr erfaßte Häufigkeit) der akut bedrohlichen, lebensgefährlichen oder chronischen Erkrankungskategorien, bedeutet nicht, daß sie dem Allgemeinarzt unwichtig sind oder daß er über sie nicht Bescheid wissen muß.
 Geringere Häufigkeit heißt keineswegs Bedeutungslosigkeit. Insbesonders die fortgesetzte therapeutische Führung der Patien-

ten mit solchen Gesundheitsstörungen ist von wesentlicher Bedeutung für die Volksgesundheit und für das Wohl jedes einzelnen Erkrankten.

Die *Schlußfolgerungen aus der praxisepidemiologischen Forschung* begründen die facheigene diagnostische Methodik und deren Handlungsanlässe:

* Der Allgemeinarzt hat es häufig mit einer Medizin der Symptome zu tun. Von der Darstellung des Patienten an bis zur ersten ärztlichen Beurteilung sind Symptome als Erkenntnisprodukte wesentlicher und häufiger als Diagnosen [15].
* Der Schwerpunkt diagnostischer Arbeit in der Primärversorgung liegt in der Auswahl diagnostisch relevanter Symptome aus den vom Patienten klagend dargestellten Beschwerden [16].
* Diese Arbeit wird begleitet von der Auswahl jener Symptome, die zu weiterer Aufmerksamkeit verpflichten.
* Die diagnostischen Ergebnisse sind gleichfalls häufig nur als Symptome benennbar.

Diese fachspezifischen Besonderheiten begründen alle Lehren zum diagnostischen Handeln unter Praxisbedingungen.

Als weitere diagnostische Aufgaben sind der Vollständigkeit halber zu nennen [17]:

* die Nachsorge erhobener Befunde,
* die Überprüfung des Erfolgs einer Therapie, die auf die vorläufige diagnostische Erkenntnis aufbaut und
* die Suche nach psychosomatischen Masken sowie
* die Suche nach lebensgeschichtlich aussagewichtigen, nur scheinbar körperlichen, Symptomen.

Literatur

[1] Ackermann-Liebrich U, Kunze M (1986) Epidemiologie. Meducation, Wien Cham, S 10–11
[2] Royal College of General Practitioners (1979) Morbidity Statistics from General Practice, Second National Study. HMSO, London, p 513
[3] Müller J (1989) Analyse der Allgemeinmedizin (Rostocker Studie) Med. Dissertation für die Promotion B, S 90

[4] Braun RN (1986) Lehrbuch der Allgemeinmedizin. Verlag Kirchheim, Mainz, S 61
[5] Tönies H (1985) Entlassungsbriefe aus einer Medizinischen Universitätsklinik. Wien Klin Wochenschr 13: 550–555
[6] *Op. cit.* [3] S 83
[7] Siegrist J, Hendel-Kramer A (1979) Wege zum Arzt. Urban & Schwarzenberg, Wien
[8] Williamson J, Danaher K (1978) Self-Care in Health. Croom-Helm, London
[9] Cooper B (1977) Epidemiologische Psychiatrie. Urban & Schwarzenberg, München Wien Baltimore, S 37
[10] Flemming DM, Crombie DL, et al (1990) Observations on the Influenza Epidemic of November/December 1989. Brit J Gen Pract 40: 495–497
[11] Fry J (1979) Common Diseases. Their Nature Incidence and Care. MTP Press, Lancaster, p 159
[12] Braun RN (1961) Feinstruktur einer Allgemeinpraxis. Schattauer, Stuttgart, S 61
[13] *Op. cit.* [3] S 84
[14] Tönies H (1991) Hausbesuch und Diagnostik im Notdienst. Springer, Berlin Heidelberg New York
[15] Elstein AS, Shulman LS, Sprafka SA (1979) Medical Problem Solving. Harvard University Press, Cambridge London
[16] McWhinney IR (1981) An Introduction to Family Medicine. Oxford University Press, New York Oxford
[17] Grethe H, Große G, Junghanns G, Köhler Ch (1984) Leitfaden der Allgemeinmedizin. Volk und Gesundheit, Berlin

5. Der diagnostische Prozeß

Unter dem diagnostischen Prozeß verstehen wir einen nach vollziehbaren Handlungsablauf der diagnostischen Informationssuche und Datenanordnung, der von ersten Kenntnissen zu vermehrter und besser geordneter Information über die Gesundheitsstörung des Patienten führt. Sein Ziel ist [1] eine optimale Therapie und eine Prognose.

Ein Kernstück der Literatur der Allgemeinmedizin sind Darstellungen, die belegen und rechtfertigen, daß der Ablauf des diagnostischen Prozesses unter Bedingungen der Allgemeinpraxis nach besonderen Gesetzen und eigenständigen Methoden erfolgt. Diese Aussage wird, weil zentral in der Verteidigung des Faches, auch aus der Forschung belegt und durch wissenschaftliche Beweisführung bestätigt.

Die wichtigsten Begründungen für das Entstehen und die Notwendigkeit einer eigenständigen allgemeinärztlichen diagnostischen Methodik sind:

1. Die andersartige Epidemiologie der Gesundheitsstörungen, die von Patienten in der Allgemeinpraxis neu eingebracht werden. Die Gesundheitsstörungen sind häufig selbstbegrenzend und oft funktionell [2–4].
2. Die unausgelesene Natur der Gesundheitsstörungen, die von keinem anderen Arzt vorher beurteilt worden sind [5].
3. Die andersartige Natur der Erkenntnisprodukte, die zu Ende einer Konsultation in der Allgemeinpraxis und in der Medizin an der ersten ärztlichen Linie vorliegen [3, 6–8]; aber auch die Notwendigkeit, auf geringerer Informationals in der Spitalsmedizin endgültige Entscheidungen zur Therapie und zu

anderen Maßnahmen aufzubauen: In unserem Beruf ist zwar kompetente *Diagnostik* (die Handlung), jedoch nicht regelmäßig eine gefestigte *Diagnose* (das Produkt) als Grundlage von Handlungen und Entscheidungen zu erwarten.
4. Die andersartige Natur der Erkenntnisfindung des hausärztlichen Generalisten, die nicht nur auf einer äußeren oder organischen Untersuchung sondern auch auf einer Beurteilung der emotionellen Sphäre der Konsultation, der Patienten-Arzt-Beziehung, aufbaut (4, 9, 10].
5. Die – mit aller kritischen Vorsicht eingesetzte – hausärztliche Vorkenntnis über Reaktionsweisen und Ausdrucksformen des Krankseins in einem bestimmten Patienten.
6. Die notwendigen finanziellen und organisatorischen Begrenzungen, die das kassenärztliche System dem Allgemeinpraktiker als Kassenarzt auferlegt [11].
7. Die Natur der Lernprozesse, die sich mit Hilfe der Patienten, nicht allein auf Grundlage theoretischer Lehre, ereignen müssen, bis eine berufsnahe Verfahrensweise entsteht [12, 13].

Die *diagnostischen Suchmethoden*, die in der Allgemeinpraxis angewendet werden,

* setzen sich meist aus wenigen, aber stärker problemangepaßten Fragen als in der Spitalsmedizin zusammen; diese werden unter Beachtung einer
* sparsamen Abfolge der Informationssuche und unter Verwendung von wenigen Hilfsmitteln im bestmöglichen Abschnitt des diagnostischen Prozesses eingesetzt, was sie
* finanz- und zeitsparend (ökonomisch) macht. Sie werden von der Darstellung des Patienten geleitet, sind also
* patientenorientiert, und sind auf das von ihm dargestellte
* Problem orientiert, nicht auf eine lexikalisch vollständige Informationsfindung; sie sind auch dadurch ökonomischer als die Methoden, die nicht am Patienten orientiert sind.

Das in diesem Verfahren liegende Risiko verlangt besondere Aufmerksamkeit in Form absichernder Maßnahmen. Können diese nicht erbracht werden, so ist die teure, für viele Erkrankungen unseres Bereiches unnütze, Aufarbeitung nach dem rigorosen Modell der Spitalsmedizin indiziert: Zur Verminderung der Unsicherheit muß dann ein vermehrter Aufwand an Arzt- und Patientenzeit, Finanzmitteln und Administration erfolgen.

Zu den genannten Punkten im einzelnen:

1. Der Prozeß der Informationssuche wird nach Hodgkin [41], McWhinney [14, 15] und vielen anderen von der Erfahrung des allgemeinärztlich tätigen Kollegen gesteuert: Seine diagnostischen Suchschritte beziehen sich nach Meinung dieser Autoren vordringlich nur auf die Gesundheitsstörungen, die im lokalen System der Häufigkeitsverteilung vom Arzt ausreichend oft wahrgenommen oder erlebt wurden, nach anderen eher auf eine abstrakte, allgemeine Fälleverteilung, die den ganzen Beruf umfaßt und deren lokale Variablen höchstens als „Schornsteine" (Prosenc [16]) innerhalb der vorwiegend allgemein bestimmten epidemiologischen Verteilung auffallen.

Der Einfluß dieser jedenfalls zum Spital andersartigen Zusammensetzung des primärärztlichen Patientengutes ist auch daran erkennbar, daß das Verfahren des Arztes, der aus dem selektierten Patientengut des Spitals zu dem der Praxis wechselt, Anpassungsprozesse erfährt, als deren Regler die im jeweiligen System erzielten und erwartbaren diagnostischen Aussagen (Beratungsursachen, Diagnostikmethoden, Ergebnisse) zu erkennen sind.

2. Wie oben dargestellt, ist eine beträchtliche Anzahl der Gesundheitsstörungen, die zu Ende des diagnostischen Prozesses in der Praxis erkannt werden, nicht unter dem Begriff der Diagnose faßbar, den die großen hospitalen medizinischen Fächer verwenden. Oft liegt am Ende einer Konsultation mehr eine Momentaufnahme aus einer Lebens- oder Krankheitsgeschichte vor, weniger ein geklärtes diagnostisches Erkenntnisprodukt. Der dafür verwendete Begriff *Beratungsergebnis* erlaubt, alle Arten diagnostischer Aussagen zu benennen [3, 17]. Er erlaubt, die erzielte Erkenntnis jeglicher Ausformung zu benennen und den davon gelenkten Maßnahmen zu Ende der ersten Bemühungen um den Patienten einen benennbaren Handlungsanlaß zu geben.

Der Begriff der *Beratungsursache* als Bezeichnung für jedes Problem, das der Patient einbringt, ist deutlicher als rein medizinisch-diagnostische Aussagen auf die Begriffswelt der Patienten ausgerichtet. Dieser Begriff erlaubt die Vereinigung von echten Diagnosenbegriffen und psychosozialen Beschreibungen bis zu Situationsbeschreibungen nach Art der Balintmedizin.

3. Aus umfassenden, generalistischen Theorien und Ideologien des menschlichen Krankseins ergibt sich der Bedarf einer kombinierten (integrierten?) Beurteilung der medizinischen diagnostischen Aussage zusammen mit einer Aussage über Lebenssituation und familiäre Umwelt [18–22]. In der Balint-Medizin gilt diese Overall-Diagnose (die schon gar keine organmedizinische Diagnose mehr ist) als wesentliche Bereicherung, die vor allem (wieder als Handlungsanlaß) eine persönlich angemessene Pharmakotherapie und Lebensberatung leiten kann. Da die medizinischen Aussagen nach Meinung der Balintmedizin mit den Darstellungsformen von Symptom und Diagnose nicht das ganze Leiden des Patienten zu beschreiben vermögen, sind unter dem Aspekt der Overall-Diagnose neue Begriffe für die rückblickend erschlossene (wahre?) Beratungsursache geprägt worden: Auf die Frage: „Warum kommt der Patient wirklich?" ist nicht nur ein diagnostischer Inhalt sondern Weiteres aus seiner Lebensgeschichte, Familie und Umwelt bis zur psychoanalytischen Biographie zu nennen: Häufig ist die verhohlene Äußerung mit starker Angst verbunden und führt zu dramatischen Ausdrucksformen wie organisch unbegründeten Hausbesuchsberufungen oder beträchtlicher Streitlust im Wartezimmer. Das ist dann das *Problem,* das den Patienten zum Arzt führt. Die organische Störung, die aus Anlaß psychischen Leidensdrucks verwendet („mobilisiert") wurde, heißt aus dieser Sicht „Eintrittskarte in die Konsultation" und wird nicht als das ärztliche Hauptproblem angesehen.

4. Die Vorkenntnis zu einem Patienten, die der Arzt nach einem langjährigen Betreuungsverhältnis (als „erlebte Anamnese") [23, 24] in sich bereitgestellt hat, gilt als wertvolle Entscheidungshilfe bei der diagnostischen Arbeit: Schließlich kann sie die Deutung (anfänglich) mehrdeutiger Symptome in einen erfahrungsgemäß richtigen Zusammenhang steuern, wenn auch unter Forderung der Kritik, weil die derart gewonnene Aussage auch nur Wahrscheinlichkeiten und keine absoluten Gewißheiten ausdrücken kann. Bei diesem Denkakt wird nicht auf die allgemeine Häufigkeitsverteilung einer epidemischen Grundgesamtheit Bezug genommen, sondern auf die individuelle Lebensgeschichte

des einzelnen Patienten: ein Schrecken für vorwiegend in statistischen Gruppen denkende Forscher, ein Alltagsgeschehnis in jeder Allgemeinpraxis. Das Individuum als Verifizierungschance seiner eigenen Befunde stellt eine optimale, aber selten genutzte Möglichkeit dar. Die ärztliche Kenntnis einer erlebten Anamnese ist von Patient zu Patient und von Situation zu Situation verschieden groß. Man kann sie schwerlich mit Regelmäßigkeit oder definierbarer Gewißheit für den Einzelfall erwarten. Sogar die Vorkenntnis, die der Arzt aus der Kartei bezieht, ist häufig unvollständig. Sie dient meist der Vervollständigung vorhandener Eindrücke. Zum Wert der erlebten Anamnese oder sonstiger Vorkenntnisse erscheint die folgende Annahme wahrscheinlich: daß Patient und Arzt auf der Basis gemeinsam erworbener Kommunikation, ausdrückbar in gemeinsamen Sprach- und Verständigungsgewohnheiten, schneller zu einer gemeinsam erlebten Wahrheit über die Erkrankung des Patienten vorstoßen.

5. Die Verfahrensbedingungen der kassenärztlichen allgemeinmedizinischen Praxis haben zu Zeitdruck und einer ökonomisch begründeten Begrenzung des Handlungsspielraums bei vielen Entscheidungen geführt [25, 26]. Dies war seltener als erwartet nachteilig: An der ersten ärztlichen Linie mit deren epidemischen Gegebenheiten haben sich neue, andersartige Modelle der Entscheidungsfindung als nötig (wegen der psychosozialen Gegebenheiten und der Wünsche der Patienten) und möglich (wegen der meist selbstbegrenzenden und der seltener gefährlichen Erkrankungen) erwiesen als in der Sekundär- und Tertiärversorgung [13, 14]. Schnelle, gezielte Entscheidungen sind in jedem Augenblick der Alltagsarbeit nötig. Trennscharfe Fragen und (zeit-, geld-)ökonomische Untersuchungsmethoden werden bevorzugt angewendet oder stellen sich durch Wiederholung und Gewöhnung ein. So ist die ökonomiebewußt geführte kassenärztliche Praxis zugleich ein Anlaß für die Entwicklung von ausgewählten Modellen effizienter Entscheidungsfindung geworden [27].

6. Der bislang im neuen Milieu unerfahrene Arzt erlebt und erleidet prägende Erfahrungen, die aus der Patientenpopulation und deren natürlichen Krankheitsgeschehnissen kommen [28, 29]. Hat er bei Befolgung der in der Sekundärversorgung erlernten Verhaltensweisen bei mehrfacher Suche nicht die Gesund-

heitsstörungen gefunden, die die Spitalsmedizin ihn aus einem Erstsymptom abzuklären gelehrt hat, so wird sein Verfahren in Erwartung der anderen Ergebnisse ablaufen, die ihm sein Patientengut aus der Medizin an der ersten ärztlichen Linie (in der Primary Care) nahelegt. Dieser Prozeß des Umlernens geschieht aber nicht immer zum Vorteil seines guten Rufes oder der Finanzmittel der Gesellschaft.

Manche notwendige Verfahren zur Risikovermeidung bei noch selten erlebten Situationen oder Symptomen werden erst bei längerer Berufslaufbahn durch Einsicht in Fehler erlernt. Sie prägen dann mit der Kraft des schmerzhaft erlebten Einzelfalles unnötig ein ganzes Arztleben. Während dieses Anpassungs- und Lernprozesses können aus Angst und Unerfahrenheit viele unnötige Übererfüllungen erfolgen; daneben werden auch bleibend notwendige Verfahren der Risikoabsicherung auf dem Weg von Versuch und Irrtum entwickelt werden.

Der Arzt stellt sich in diesem Lernprozeß durch Erleben präziser auf die neue Tätigkeit ein als durch das Anhören von Vorlesungen; insbesonders, wenn diese eine andere Art praktizierter Medizin, die der Fachärzte, darstellen. Die Ausübung dieser methodisch, weil fälleverteilungsmäßig, anderen: der Spitalsmedizin an ausgewählten Patientengruppen, ist nicht geeignet, ihn optimal auf die Realität der Allgemeinpraxis einzustellen: Überspitzt formuliert lernt er im Spital nur das kennen, was er später aus der Praxis fortschicken wird. Zur frühen Verbesserung der Alltagsarbeit auch des unerfahrenen Berufsanfängers bedarf es daher neben oder vor der Erfahrung der Lehrpraxis einer Methodenlehre der praxiseigenen diagnostischen Arbeit. Diese hat Bezug auf die spezielle Fälleverteilung in unserem Beruf zu nehmen, erst recht aber auf die darin häufigst getätigten Handlungen.

Modelle des diagnostischen Prozesses

Der diagnostische Prozeß hat nach weit verbreiteter Meinung beträchtliche Ähnlichkeit mit dem Gang der Erkenntnisfindung und Theorienbildung in den Wissenschaften und kann daher nach Modellen der Erkenntnistheorie erklärt werden. So sagt neben anderen McWhinney [30], daß aus den ersten diagnostischen Informationen eine diagnostische Ersthypothese erstellt wird, zu deren Bestätigung oder Widerlegung der weitere diagnostische Gang dient. Auffällige Widersprüche im Bestätigungsversuch oder leicht gelingende Widerlegungen führen zur Revision der Ersthypothese(n) und zur Erstellung neuer diagnostischer Hypothesen, die bis zur endgültigen Bestätigung offenbleiben.

Diagnostische Ersthypothesen werden früh im diagnostischen Prozeß erstellt, gewöhnlich binnen einer halben Minute und spätestens nach zwei Minuten [31]. Sie ermöglichen, den großen Rahmen von diagnostischen Möglichkeiten übersichtlich zu organisieren: mit der oder den Ersthypothesen engt sich die Anzahl diagnostischer Möglichkeiten auf eine überschaubare Menge ein. Sie dienen als Ordnungsbegriffe zur Einordnung der erhobenen Information. Die untersuchten Ärzte verwendeten meist vier bis sieben diagnostische Ersthypothesen. Die Ersthypothese kann spezifisch sein: „Infektiöse Mononucleose" oder allgemein: „infektiöses Fieber". Die Erstellung der Ersthypothese folgt berufsgemäßen Wahrscheinlichkeiten oder dem ersten bildhaften Eindruck. Die Ersthypothese kann bis zu ihrer echten Widerlegung bestehen oder schlicht in den Hintergrund treten, ohne widerlegt zu werden. Bei Bestätigung tritt die Hypothese in den Rang einer Diagnose ein. Der diagnostische Prozeß besteht nach Meinung dieser Autoren in der Suche nach diagnostischen Hinweisen, die die angenommene diagnostische Hypothese bestätigen oder widerlegen – oder das diagnostische Handeln zur besser gesicherten Erkenntnis hinsteuern.

Diese Aussagen, obwohl fast Allgemeingut, stammen aus den präzisen Untersuchungsergebnissen von Elstein et al. zur diagnostischen Methodik: In dessen klassischem Werk „Medical Problem Solving" wird betont, daß das Erlernen einzelner diagnostischer Entscheidungen weniger wichtig sein müsse als eine allgemeine Entscheidungslehre: die Sachgrundlagen und Randbedingungen zur Lösung des medizinischen Einzelfalles änderten sich allzu rasch. Vorteile erhofft Elstein sich eher, wenn bei jedem Anlaß aktuell notwendiger Suchstrategien auf grundlegende Kenntnisse und Fertigkeiten zurückgegriffen werden kann.

Entsprechend fordert er [32] die Fertigkeiten

* der Problemsensitivität („Was überhaupt erwogen wird"),
* der Verwendung vielfältiger Informationsquellen und

* der ökonomischen Organisation des Handlungsablaufes: Die letzte scheint vorwiegend in problemgemäß angeordneten Ja-Nein-Alternativen darstellbar. Der näheren Beschreibung solcher Entscheidungen dienten Forschungen über die diagnostische Methodik von 24 Ärzten.

Elstein hat Ordnungsprinzipen für die Art und Rangordnung der hypothesierten Diagnosen oder Klassifizierungen gefunden [34]: Im diagnostischen Prozeß werden zuerst die für diesen Arzt bisher häufigsten, die wahrscheinlichsten diagnostischen Annahmen gesucht. Erstes Suchprinzip ist die *Wahrscheinlichkeit* (Häufigkeit).

Daran schließt sich die Suche nach gefährlichen Erkrankungen oder nach Warn- und Risikosymptomen. Zweites Suchprinzip ist demnach die *Bedrohlichkeit*.

Unbehandelbares suchen wir nur zum Ausschluß und zur Absicherung, weshalb sich die *Behandelbarkeit* als weiteres Suchprinzip erst nun anschließt.

Als offene Strategie zur Neuerschließung bisher ungenützter diagnostischer Hypothesen und letztes Ordnungsprinzip schließt sich die Suche nach neuen diagnostischen Annahmen an: *Neuartigkeit* ist das abschließende diagnostische Suchprinzip.

Die Rolle der Symptome in der Widerlegung und Bestätigung von Hypothesen

Die Symptome, die wir uns als Hinweise in der diagnostischen Arbeit suchen [33], dienen einerseits der

* Bestätigung diagnostischer Annahmen: Ihnen kann entscheidungsführende Macht zugeschrieben werden.

Ebenso wichtig ist aber die Rolle diagnostischer Hinweise in der

* Widerlegung [35] diagnostischer Hypothesen. Es soll ja außer zur Bestätigung einer Annahme auch zum Ausschluß anfänglich konkurrierender Annahmen kommen.

In der Suche nach Erkenntnis kann ein diagnostischer Hinweis auch einfach keinen Beitrag leisten, also

* neutral und aussagelos bleiben. Zudem kann er
* handlungssteuernd wirken oder
* prognostisch aussagekräftig sein, auch wenn er keine diagnostische Aussagekraft gewinnt.

Die diagnostische Arbeit am Patienten dient der Suche nach entscheidungskräftigen diagnostischen Hinweisen: Nur diese können den Gang der Diagnostik deutlich zugunsten einer der diagnostischen Ersthypothesen wenden. Nach seiner Entscheidungskraft unterscheiden wir das obligate oder bestimmende Symptom von allen anderen, die geringere diagnostische Sicherheit bieten, weil sie nur durch Bezug aufeinander zur Entscheidung beitragen. Als obligates oder bestimmendes Symptom wurde jenes bezeichnet [36], das eine diagnostische Annahme sicher bestätigt: Es bringt den diagnostischen Prozeß zum Stillstand, weil es eine notwendige und ausschließliche diagnostische Bedingung erfüllt. Derart deterministische Erkenntnisfindung ist allerdings sehr selten. Die meisten konkurrierenden Symptome haben weniger Entscheidungskraft als ein bestimmendes Symptom oder ein bestimmender Befund. Sie treten daher in einen Wettbewerb der Wahrscheinlichkeiten, der durch das Bayes Theorem verdeutlicht wird [36, 37].

Jene Symptome, die zur diagnostischen Benennung nicht beitragen konnten, aber dennoch nicht als unerhebliche Hinweise zum normalen Leiberleben abzutun sind, werden Anlaß zu kritischer Revision der diagnostischen Hypothese: Deren Kritik [38] beginnt bei den nicht in die vorläufige Diagnose (Klassifizierung) integrierten Symptomen. Wie in der ewigen Dynamik der Wissenschaftstheorie nehmen wir in der Diagnostik den Auftrag ernst, eine Widerlegung (Falsifizierung) der eigenen Erkenntnisse zu versuchen: Dieser Versuch dient nach K. Popper [39] der Erhärtung der (diagnostischen) Erkenntnis.

Die diagnostische(n) Hypothese(n) als Grundlage von Handlungen

Die diagnostische Ersthypothese, die sich durchsetzt oder keine Widerlegung erfährt, wird zum Anlaß weiterer Handlungen genommen: Besteht keine ausreichende diagnostische Gewißheit, so wird eine Therapie, wie oft in der Allgemeinpraxis, nur auf Symptome gegründet; die weitere Diagnostik und alle anderen Maßnahmen am und mit dem Patienten werden auf der Basis der gewonnenen Information mit Hilfe der wahrscheinlichsten Annahmen gesteuert. Untersuchungen oder Überweisungen werden am vermuteten Risiko, also an den gegebenen prognostischen Hinweisen, und an den diagnostischen Hypothesen orientiert, die noch wahrscheinlich geblieben sind und weder widerlegt noch bestätigt werden konnten.

Mit der Entscheidung für eine Therapie hat der diagnostische Prozeß sein Ziel erreicht. Die Therapie soll sich auf die gefundene diagnostische Aussage stützen. Spricht eine diagnostisch gut begründete Therapie an, so ist auch der Beweis der diagnostischen Aussage erbracht [40]. Das wissenschaftliche Experiment von Erkenntnis und Beweis hat sich geschlossen.

Da wir zu Ende der ersten Konsultation in der Allgemeinpraxis meist noch keine gesicherte Diagnose erreichen, sondern meist nur Aussagen über einen präzisierten Grad von Unwissenheit, wird unsere Therapie häufig symptomatisch sein: bezogen auf das vom Patienten geklagte Symptom und auf die von uns gefundenen weiteren Symptome. Der Patient wird gefragt, ob er diese Therapie überhaupt will: vielleicht hat er genug Mut und ausreichend wenig Leidensdruck, um auf die besser abgesicherte diagnostische Aussage zu warten. Der Prozeß diagnostischer Wahrheitsfindung findet dann sein Ziel in problemangepaßten Handlungen. Wie dringlich diese erfolgen, wird von prognostischen Erwägungen abhängen.

Literatur

[1] Bentsen BG (1984) The Diagnostic Process in Primary Care. In: Fry J (ed) Primary Care. Heinemann, London, pp 328–338

[2] Pickles W (1939) (Nachdruck 1972) Epidemiology in Country Practice. The Royal College of General Practitioners

[3] Braun RN (1970) Lehrbuch der Ärztlichen Allgemeinpraxis. Urban & Schwarzenberg, München Berlin Wien, S 44–89

[4] Balint M (1976) Der Arzt, sein Patient und die Krankheit. Klett, Stuttgart (viele andere Auflagen)

[5] Fry J (1984) On the Nature and Natural History of Common Diseases. In: Fry J (ed) Primary Care. Heinemann, London, p 306

[6] Göpel HG (1986) Fallverteilung in der Allgemeinmedizin. In: Hamm H (Hrsg) Allgemeinmedizin und Familienmedizin. Thieme, Stuttgart New York
[7] Müller J (1989) Analyse der Allgemeinmedizin (Rostocker Studie) Med. Dissertation für die Promotion B
[8] Tönies H (1991) Hausbesuch und Diagnostik im Notdienst: Epidemiologie, Organisation, Entscheidungsgrundlagen, am Beispiel des Wiener Ärztenotdienstes. Springer, Berlin Heidelberg New York
[9] McWhinney IR (1989) A Textbook of Family Medicine. Oxford University Press, New York Oxford, p 111
[10] Sturm E (1983) Renaissance des Hausarztes. Springer, Berlin Heidelberg New York, S 63–88
[11] Stott NCH (1983) Primary Health Care. Springer, Berlin Heidelberg New York, pp 24–25
[12] Häußler S (1980) Wirtschaftliche Verordnungs- und Behandlungsweise. In: Die kassenärztliche Tätigkeit. Springer, Berlin Heidelberg New York, S 171–179
[13] Knabe H (1976) Der Arzt auf dem Lande und seine Helfer. Volk und Gesundheit, Berlin, S 49
[14] *Op. cit.* [9]
[15] McWhinney IR (1981) An Introduction to Family Medicine. Oxford University Press, New York Oxford, pp 80–92
[16] Prosenc F (1986) Die diagnostischen Beratungsergebnisse in einer ländlichen Allgemeinpraxis. In: Brandlmeier P, Krüsi G (Hrsg) Der Praktische Arzt heute. Huber, Bern Stuttgart, S 139–161
[17] Meads S (1983) The WHO Reason for Encounter Classification. WHO Chron 37: 159–162
[18] *Op. cit.* [4]
[19] Browne K, Freeling P (1976) The Doctor-Patient-Relationship. Churchill, Livingstone Edinburgh
[20] Luban-Plozza B, Knaak L, Dickhaut HH (1985) Der Arzt als Arznei. Deutscher Ärzte-Verlag, Köln
[21] Strotzka H (1969) Kleinburg, eine sozialpsychiatrische Feldstudie. Öst. Bundesverlag, Wien, S 76
[22] Lüth P (1969) Niederlassung und Praxis. Thieme, Stuttgart, S 199
[23] Brandlmeier P (1974) Die Rolle der Allgemeinmedizin bei der Versorgung der Bevölkerung mit Ärztlichen Diensten. In: Brandlmeier P (Hrsg) Die Allgemeinpraxis. Springer, Berlin Heidelberg New York, S 6
[24] *Loc. cit.* [11]
[25] Davis RH (1975) General Practice for Students of Medicine. Academic Press, London New York San Francisco, p 61
[26] Hull FM, Hull FS (1984) Time and the General Practitioner: The Patient's View. The Journal of the RCGP 34: 71–75
[27] Fry J (1978) A New Approach to Medicine: Priorities and Principles of Health. Care MTP, Lancaster, p 10
[28] Geyman JP (1980) Family Practice: Foundation of Changing Health Care. Appleton-Century-Crofts, New York, p 121

[29] Pereira Grey DJ (1982) Training for General Practice. Macdonald and Evans, Plymouth, p 48
[30] *Op. cit.* [15] S 81
[31] Elstein AS, Shulman LS, Sprafka SA (1979) Medical Problem Solving. Harvard University Press, Cambridge London, p 83
[32] *Op.cit.* [31] S 14
[33] Gross R (1969) Medizinische Diagnostik, Grundlagen und Praxis. Springer, Berlin Heidelberg New York, S 107
[34] *Op. cit.* [31] S 66
[35] Popper K (1963) Conjectures and Refutations. The Growth of Scientific Knowledge. Routledge & Kegan Paul, London, pp 312 ff
[36] *Op. cit.* [33] S 108
[37] *Op. cit.* [15] S 93
[38] *Op. cit.* [35] S 104
[39] Popper K (1972) Objective Knowledge, An Evolutionary Approach. The Clarendon Press, Oxford, p 194–195
[40] Keseberg A (1987) Fehldiagnosen durch falsche Beurteilung des Therapieeffektes. In: Schrömbgens HH (Hrsg) Die Fehldiagnose in der Praxis. Hippokrates, Stuttgart, S 98
[41] Hodgkin K (1973) Towards Earlier Diagnosis, 3rd edn. Churchill, Livingstone Edinburgh, S 21–24
[42] *Op. cit.* [27] S 71

6. Die Rolle des Symptoms in der Diagnostik

Alle diagnostische Arbeit, die mit dem Patienten geschieht, beginnt beim Symptom. Der Patient bringt in das Gespräch durch Darstellung seines Erlebens in Form von Symptomen erste, subjektive, Mitteilungen über Fehlfunktionen seines Körpers ein. Im Deutschen heißen auch die vom Arzt erhoben Hinweise auf abnormes Körperbefinden (objektive) Symptome, im Englischen wird den objektiven Anteilen der Diagnostik die Bezeichnung Sign, den subjektiven die Bezeichnung Symptom gegeben [1].

Die Kenntnisse, die wir durch objektivierende Maßnahmen, also durch Untersuchungsmethoden wie Blutdruckmessung, Labor, Röntgen und weitere erzielen, werden als *Befunde* gegen die *Symptome* abgehoben, die begrifflich der Diagnostik am Patienten (der „klinischen" Diagnostik) zugeordnet werden.

Braun spricht [2] von 50% Symptomen als Ergebnissen nach der Erstkonsultation in der Allgemeinpraxis. Noch wichtiger erscheint die Bedeutung des Symptoms zu Beginn der Beschwerdeschilderung durch den Patienten:

Von 2545 diagnostischen Bezeichnungen [3], die Patienten zur Anamnestik vor Notdienstbesuch beitrugen, waren mindestens 45% zur Klassifikationsgruppe der Symptome (ICD XVI) zu zählen: Auch noch nach der notärztlichen Diagnostik beim Hausbesuch wurden als diagnostische Ergebnisse in 10% nur Symptome aufgezeichnet.

Das Symptom ist ein Ausdrucksmittel des Patienten und es ist Teil des patientenorientierten Instrumentars der Allgemeinärzte [4]. Ihm ist also eine führende Rolle schon zu Beginn der Diagnostik an der ersten ärztlichen Linie zuzuschreiben.

Der Arzt, dem die Beschwerden des Patienten geschildert werden, hat die Macht, Bausteine dieser Information als Symptome anzuerkennen, ihnen also Wert für die Diagnostik der Erkrankung zu geben. Die anderen Anteile der Beschreibung werden durch solche Entscheidungen zu bloßen Begleitern der Krankheitsschilderung: Sie werden als Klagen aufgefaßt und sollen keinen Wert für die Suche nach Erkenntnis im diagnostischen Prozeß haben. Wie jedem Kenner der Psychosomatik und der Schule Michael Balints bewußt, ist diese Auswahl unberechtigt, weil sich im Klagen das Problem des Patienten für den Geschulten oft am deutlichsten darstellt [5].

Zum Arzt als Hüter der Gesundheit des Körpers kommen wir zuerst um Schutz vor körperlichem Schaden. Er wird auch Erwägungen zum persönlichen Erleben in die Diagnostik einbeziehen [6], doch hat er im diagnostischen Prozeß zuerst die

* somatodiagnostische Bedeutung der dargebotenen Symptome zu beurteilen. Die Einordnung in
* psychodiagnostische oder
* psychosomatische und
* umweltmedizinische Überlegungen wird dann offenstehen.

Durch die Vorschriften der Sozialversicherung und den Druck des vollen Wartezimmers ist der Allgemeinarzt an eine sinnvoll zeit- und geldsparende (ökonomische) Verfahrensweise gewöhnt. Seine Symptomauswahl [7, 8] zielt auf bald gut faßbare und erfolgversprechende Entscheidungshilfen („high-payoff-questions"). Sie dienen zum Aufbau einer diagnostischen Beurteilung (Erkenntnis) oder einer Entscheidung zu weiteren Maßnahmen (Handlungen).

Er wird zuerst jene Hinweise suchen und bearbeiten, von denen er erwarten kann, daß sie die berufshäufigen Erkrankungen schnell und klar von einander abtrennen. Ist eine diagnostische Festlegung nicht erreichbar, so wird er Antworten suchen, die seine Entscheidung in Richtung weiterer Maßnahmen lenken helfen.

Die Suche nach solchen Entscheidungshilfen ist zwar Teil des diagnostischen Gespräches, führt aber weit darüber hinaus, weil diese „Symptome" nicht nur der Erkenntnisfindung dienen. Sie sollen eine zukunftsweisende Handlung lenken. Anteile prognostischer Überlegung sind in diesem Fragenablauf daher stets enthalten. Neben den oben genannten diagnostischen Hinweisen werden also auch

* prognostische und
* handlungsleitende Informationen gesucht werden.

Diese Verwendung diagnostischer Information sprengt den strengen Symptombegriff. Die diagnostische Information, die hier gebraucht wird, wird daher auch seltener und nicht lückenlos in der Lehre der organischen und sonstigen Krankheiten gelehrt werden.

Symptome weisen auf Zusammenhänge. Sie sind Signale, die den Gang des diagnostischen Prozesses steuern. Das Einzelsymptom verweist auf seine Unvollkommenheit, weil es uns veranlaßt, nach weiteren Hinweisen zu suchen. Die Suche wird von der Erfahrung über häufige und risikoreiche Zusammenhänge gesteuert, wie aus einem Beispiel *zum alltäglichen Verfahren* hervorgeht:

Ein dreißigjähriger Patient konsultiert im Juni wegen Durchfällen, die seit drei Tagen aufgetreten sein sollen. Der Arzt fragt, wie häufig oder wie weich der Stuhl war. (Durchfall ist definiert als sehr weicher Stuhlgang oder mehr als drei Stühle täglich.)

Er sucht nach weiteren, häufig verbundenen Symptomen: Er fragt nach Erbrechen, Fieber und gastritischen Beschwerden. Er sucht nach Risikosymptomen, indem er nach Schleim, Blut und Exsikkose fahndet und nach wiederholtem früherem Auftreten fragt. Aus dem selben Grund fragt er nach Auslandsreisen und (eventuell) nach ungewöhnlichen Sexualpartnern.

Andere seltene Hypothesen, wie arbeitsplatzbedingte Störungen oder Allergien haben sich vielleicht schon durch Grundkenntnisse über den Patienten ausgeschlossen.

Welche Symptome werden vor anderen überprüft oder gesucht? Wir haben noch wenig Forschungsergebnisse über Symptompräferenzen.

Ein erfahrener Forscher wie Hodgkin teilt aber seine Präferenzen mit: Im diagnostischen Prozeß erfahren nach Hodgkin die folgenden Arten von Symptomen Präferenz [9]:

* Die besser überprüfbaren: zum Beispiel ein sichtbares Exanthem eher als die Erzählung davon.
* Die auf nur ein Organ bezogenen eher als die systemisch verstehbaren generellen Symptome (Husten und lokalisierter Schmerz eher als Fieber, Müdigkeit oder Juckreiz, die meist eine Aufarbeitung des gesamten Status erforderlich machen).
* Miteinander verständlich verbundene Symptome (Hämoptyse und Husten) finden Vorzug gegen solche, die nur getrennt und einzeln verstanden werden können.
* Symptome von bedrohlicher Bedeutung (Diplopie, Hämaturie) werden gegen offenbar unbedrohliche Symptome bevorzugt.

Aufgeschoben werden bei Konkurrenz mit anderen Symptomen Symptome mit den folgenden Merkmalen:

* Schwer zuweisbare Symptome: Schwindel, Anorexie.
* Symptome, die mit dem Hauptproblem offensichtlich nicht verbunden sind (Zahnschmerz bei Dyspnoe).

Während der Arzt seine erste Auswahl unter den Symptomen trifft, wird er weiterhin kritisch sichten, welche Anteile der Schilderung einem anderen Erklärungsmodell folgen als dem der organischen Erkrankung: Einige Symptome könnten als Masken [10] aufgefaßt werden, die der Patient anderen, wichtigeren (oder wichtiger erlebten) Beschwerden vorhält. Zu den *Masken* sind

* dem *Patienten bewußte Erkrankungen* zu zählen, die aus Angst nicht direkt eingebracht werden [11] (Ein Patient, der eine akute Urethritis mit eitrigem Ausfluß hat, wird sein Sexualverhalten nicht sofort darstellen; das ausgeprägte Mammakarzinom einer alten Frau wird erst bei der EKG-Schreibung erkannt), sowie
* Erkrankungen, die, dem *Patienten unbewußt*, seine Darstellung verformen [12]. (Ein Patient mit Hyperthyreose wird das ängstigende Herzjagen eher schildern als den Haarausfall, die diagnostisch bedeutsamen Augensymptome oder die häufige Rastlosigkeit. Ein Depressiver mit starker Abwehr wird lieber vom Kreuzschmerz reden als von der Überlastung, die er nicht mehr ertragen kann.)
* Auch echte *indirekte Präsentationen* [13] sind zu bedenken: Manche werden von Patienten aktiv als Signalverhalten organisiert:

Suicidphantasien führen zu zögernd eingeleiteten Konsultationen über beliebige Symptome; dem Arzt wird in verschleiernder Weise und sozusagen als Herausforderung an das Schicksal, die Chance gegeben, die suicidale Phantasie aufzudecken. Andere Tabuthemen, aus dem Sexualbereich: Potenzängste, Inzest, Schuldgefühle wegen Ehebruchs, oder aus dem Bereich der persönlichen Sinngebung: Todesängste oder Suchtprobleme, werden halbbewußt und indirekt eingebracht: Eine Patientin, die Kreuzschmerzen erzählt, kann die Gesprächsbereitschaft des Arztes aus seinem offenen Fragestil erkennen: Es bedarf keiner psychoanalytischen Verfahren, um sie ein Partnerschaftsproblem darstellen zu lassen. (Die Aufdeckung freilich muß zur extensiven Therapie überleiten, wenn wirkliche Hilfe geschehen soll.)

* Unter dem Anschein des somatodiagnostischen Symptoms kommen auch *Nebenwirkungen von Pharmaka* zur Kenntnis des Arztes: Übelkeit oder abdominelle Krämpfe können auf eine Digitalisüberdosierung hinweisen. Hier ist auch der Mißbrauch selbstverordneter Pharmaka bei alten Menschen zu bedenken, aus dem, anfangs unklärbare, Symptome verständlich werden.

Es gibt aber nicht nur Masken mit Verzerrung von Symptomen im psychosomatischen oder lebensgeschichtlichen Zusammenhang [14, 15]: Auch *Symptomzuordnungen aus dem organischen Bereich* können wider erste Erwartungen auf fernere Systeme weisen: Bekannt sind Bauchschmerzen von Kleinkindern bei Tonsillitis oder Otitis Media; Präkordialschmerzen weisen seltener auf Herzerkrankungen als Patient, Angehörige und Arzt befürchten und vor allem seltener als die meisten Kardiologen meinen.

Die genannten Auswahlprozesse haben zum Ziel,

* die *Reliabilität* [18] des untersuchten Symptoms (seine Sicherheit, Verläßlichkeit, Konstanz im Rahmen des Patienten); und
* die *Validität* [16, 17] des Symptoms (seine Aussagekraft für eine bestimmte oder mehrere bestimmte diagnostische Zuordnungen) genauer zu bestimmen oder zu widerlegen. Ein geübter Arzt wird bevorzugt mit gesicherten Symptomen arbeiten, wie schon Hodgkin gezeigt hat.

Die Reliabilität eines Symptoms wird mit Hilfe des Patienten geklärt. Die Zuordnung von Validität an ein Symptom ergibt sich zum Teil auf der Grundlage der Forschung und Lehre der Medizin, zum Teil aus der Erfahrung des Arztes in seinem Arbeitsbereich. Für diagnostische und handlungsleitende Entscheidungen zählt die Sicherheit, mit der ein Symptom eine diagnostische Aussage stützt: Kann das Symptom (was selten ist) allein eine Diagnose sichern, so heißt es obligates oder bestimmendes Symptom [19]: Hierher sind offensichtliche Schnittwunden und andere traumatologische Befunde, eindeutige Exantheme und gesicherte Einzel-Laborwerte wie erhöhte Blutzuckerspiegel und histologische Befunde zu zählen: Das bestimmende Symptom beendet die Diagnostik endgültig.

Anders die Symptome, die nicht beweisend, sondern argumentativ – ohne deterministische Kraft – die diagnostische Erkenntnis fördern. Sie tun dies mit wechselnder Beweiskraft, die von den Nachbarn abhängt: Die Beweisführung ist als Wettbewerb um die Stützung (oder Widerlegung) der diagnostischen Hypothesen zu denken. Dieser Wettbewerb geht um die Beweiskraft der Symptome für verschiedene diagnostische Hypothesen und wird nach Regeln statistisch erforschbarer Wahrscheinlichkeit ausgetragen [20]. Die Art dieses Wettbewerbes entspricht dem Wettverhalten erfahrener Sachkenner [21], dieser Wettbewerb konkurrierender Hypothesen ist im Denkvermögen auch eines einzelnen Arztes vorstellbar.

Während das bestimmende Symptom die Macht des deterministischen Naturgesetzes (Galileis Fallgesetz) hat, ist die Beweisführung durch die anderen Symptome auf Wahrscheinlichkeitsbeziehungen [22] angewiesen und ähnelt der Beweisführung der heutigen, statistisch überprüften, Wissenschaften.

Die uneinheitliche Gruppe der gesicherten Symptome erhält im Gedankengang des diagnostischen Prozesses unterschiedliche Aufgaben: Eine Untergruppe wird wahlweise als *beschreibender Kern* der Information versammelt; andere Symptome dienen als Organisationshilfen für diesen Kern der diagnostisch beschreibenden Symptome:

Die anderen Symptome, die der Organisation der Information dienen, können als *Operatoren der diagnostischen Information* bezeichnet werden [23]: Sie leiten die Anordnung der anderen Symptome.

Als Kriterium der erfolgreichen Anordnung der Symptome zueinander dienen entweder berechenbare Wahrscheinlichkeiten oder bildhafte Stimmigkeiten (Gestalten) [24].

Ein Teil des diagnostischen Prozesses besteht darin, die Rollenzuteilung der erhobenen Symptome zu verändern: Wahlweise werden sie der Gruppe der beschreibenden oder der organisierenden Symptome zugeschrieben. Vermutlich sind dabei auch noch Umreihungen der Symptome zu verschiedenem Rang, zu verschiedenem Gewicht im jeweils erwogenen diagnostischen Bild im Spiel.

Bild und Hintergrund des diagnostischen Gesamtbildes werden versuchsweise nach verschiedenen Schemata (Schablonen, Patterns) organisiert, bis ein besonders überzeugendes Bild entsteht, das durch besonders wahrscheinliche Beziehungen der Symptome zueinander überzeugt oder durch die stimmige Anordnung aller Symptome in einem Gestaltzusammenhang nach Bild und Hintergrund Sicherheit nahelegt.

Mit Hilfe verschiedener Rangfolgen und verschiedener (beschreibender oder operativer) Funktion können schon wenige Symptome sehr verschiedene Krankheitsbilder begründen: Hat eine Frau in der Frühschwangerschaft eine Schmierblutung, so wird die Vorgeschichte (nach Verkehr? nach intensiver Reinigung oder gar nach krimineller Manipulation? nach wehenartigen Unterbauchschmerzen?) die endgültige diagnostische Hypothese bei sonst gleichem Informationsstand beeinflussen.

Wird erstmals im Leben eines Patienten ein erhöhter Blutdruck gemessen, so werden wir ihn noch nicht anerkennen [25]; ist die Messung eine nach vielen anderen erhöhten oder sogar im Rahmen der Behandlung, werden wir sie als glaubwürdiger ansehen.

Für den Kollegen, der in der Allgemeinpraxis die nötige Erfahrung gesammelt hat, stellen sich bei Beginn der Darstellung eines Symptoms durch den Patienten die häufigst möglichen diagnostischen Entwicklungen als gewohnte Erwartungswerte ein. Die Forschung kann diesen Erfahrungsrahmen noch erweitern, wie eine eigene Untersuchung zum Symptom Bauchkolik im Notdienst zeigt [26].

Die Rolle des Symptoms in der Diagnostik

Die Vorgabe Bauchkolik, Gallenkolik und ihre diagnostischen Folgerungen nach Besuch im Nachtnotdienst. Aufgliederung von 160 Vorangaben dieser Zuordnung nach abschließenden diagnostischen Begriffen und deren Anzahl

Klassifizierung	Anzahl
Durchfall und Erbrechen	11
Magenca	1
Collumca Uteri	1
Prostataca	1
Andere Primärtumoren	1
Diabetes mellitus	1
Neurotische Depression	1
Neurasthenie	1
Nervenschmerz am Thorax	1
Stenokardie	1
Akute Tonsillitis	1
Akute Bronchitis	1
Grippaler Infekt	1
Bronchialasthma	1
Duodenalgeschwür	1
Gastritis	4
Dyspepsie	1
Appendicitis	7
Morbus Crohn	1
Colitis Ulcerosa	1
Angina abdominalis	1
Ileus	2
Divertikulitis	1
Obstipation	1
Diarrhoe (ohne Erbrechen)	1
Gallenstein	9
Akute Pankreatitis	3
Nierenstein	1
Adnexitis	1
Kollaps	1
Fieber ohne sonstigen Befund	2
Dyspnoe	2
Flatulenz	1
Nierenkolik	6
Bauchkolik, Gallenkolik	25
Akutes Abdomen	5
Z. n. Gastrektomie	2
Z. n. Appendektomie	1
Z. n. Darmoperation	1
Dauerkatheter	1
Summe	106

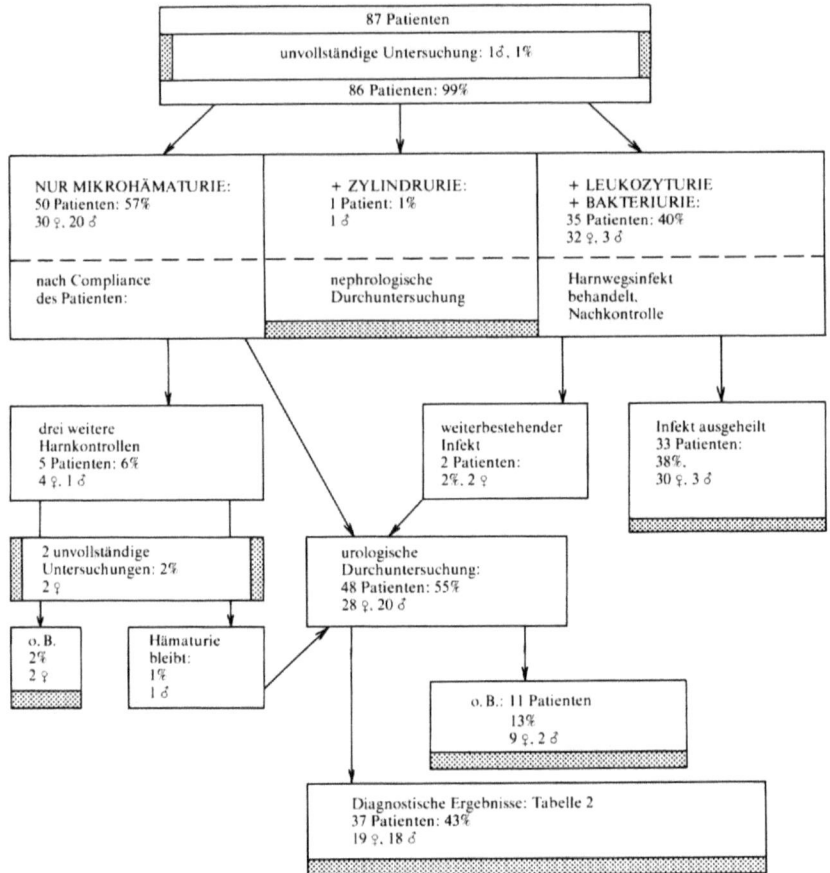

Abb. 1. Mikrohämaturie

54 der 160 Koliken blieben schlecht dokumentiert und daher aus den Ergebnissen ausgeschlossen. Die dargestellte Vielfalt entspricht dem weit offenen Begriff „Bauchkolik".

Auch für praxishäufige Befunde wie die Mikrohämaturie kann ein Forschungsprojekt eine Vertiefung der prognostischen Übersicht liefern (Mikrohämaturie wurde definiert als mehr als zwei rote Blutkörperchen im Gesichtsfeld – nach Zentrifugierung – oder als Ansprechen des Streifchentests):

25 Patienten und 62 Patientinnen wurden in 2 1/2 Jahren entdeckt [27]. Der Untersuchungsgang ist mit seinen Entschei-

dungen und deren Veranlassungen in der Abbildung dargestellt:
Es fanden sich 33 Harnwegsinfektionen mit Mikrohämaturie, die unkompliziert endeten, und weitere harmlose Befunde, die keine komplette Durchuntersuchung auslösten.

Von allen 87 Patienten hatten 37 eine Durchuntersuchung mit Zystoskopie und bildgebendem Nierendarstellungsverfahren nötig. Deren Ergebnisse – mit vorwiegend gutartigen Befunden – sind in Abb. 1 und Abb. 2 zu sehen. Die Entscheidungsprozesse in solchen Symptomabklärungen können sich schnell durch neue Möglichkeiten des Medizinsystems ändern:

Seit die Dunkelfelduntersuchung der Erythrocyten im Mikroskop des Urologen eine schnelle Unterscheidung in renale und postrenale (Mikro-) Hämaturien ermöglicht [28], sind diese großen Durchuntersuchungen seltener geworden: Bei Feststellung einer renalen Hämaturie ist die Zystoskopie überflüssig.

Eine Untersuchung mit der dargestellten Methode an unausgelesenen Patientengruppen der Allgemeinpraxis verbessert die

Diagnose	Anzahl
Prostatahypertrophie	6
Nephrolithiasis	5
Hyperurikämie	5
Blasenvarianz	3
Reizblase	3
Cystitis	3
Urethritis	2
Pyelonephritis	2
Descensus vaginae	2
Benigne renale Cysten	2
Hochwahrscheinlich maligne renale Cyste	1
Carcinoma vesicae	1
Herdnephritis	1
Blutende Haemorrhoiden	1
Gichtschrumpfniere	1
Summe	38

Bei einem Patienten wurden zwei Diagnosen gefunden.

Abb. 2. Diagnostische Resultate der durchuntersuchten Patienten mit reiner Mikrohämaturie (n = 37)

prognostischen Möglichkeiten des Arztes und damit seine problemangepaßten Verfahren wie Untersuchung, Überweisung und Wiederbestellung.

Das Symptom wird gerade in der Praktischen Medizin nicht nur als Baustein zur Beschreibung eines Krankheitsbildes verwendet, sondern auch als *Handlungsregler* [29] in jedem Abschnitt der Entwicklung eines Erkenntnisprozesses. Die organisatorischen Funktionen mancher Symptome können über das Ordnen beschreibender Symptome hinausgehen:

Einigen Symptomen wird unter Bedingungen der Ärztlichen Primärversorgung, besonders in der Allgemeinpraxis, kaum ein Erkenntniswert sondern eine ausgesprochen handlungsleitende Aufgabe zugeschrieben. So wird signalisiert:

Durch	Auftrag
Nächtliche Beinkrämpfe	Suche nach Varizen und Angst!
Erbrechen	Schließe akute Abdominalerkrankungen und Gefäßnotfälle aus!
Schwindel	Suche cervicale, otogene und zentralnervöse oder psychische Störungen mit Schwindel!

Diese Signalwirkung kommt nicht, wie bei der Suche nach Erkenntnis zur Diagnostik von Erkrankungen, unmittelbar aus der Krankheitslehre der Medizin. Sie ergibt sich aus der Erfahrung in der spezifischen Berufssituation des Allgemeinarztes und folgt den berufsgemäßen Häufigkeiten. Man kann sie relativ nennen, weil sie von den Arbeitsumständen abhängt.

Diese Orientierung am Handlungauftrag im Symptom geht in der praktischen Medizin oft noch weiter:

* Zur *„Therapie ohne Diagnose"* (keineswegs ohne diagnostische Beurteilung) [30]:

In der wissenschaftlich organisierten fachärztlichen Sekundärversorgung wird die präzise Beschreibung eines Krankheitsbildes zum Anlaß einer sachgerechten Maßnahme genommen. Die Therapie wird dort von der Diagnose gesteuert. Hingegen erfordern die häufig flüchtigen Erstsymptome der Allgemeinmedizin richtiges Handeln ohne Abwarten bis zur vollständigen Erkenntnis. Aus diesen Gründen veranlassen Allgemeinärzte häufig eine symptomatische Therapie oder eine Überweisung an Hand vorläufig geklärter Symptome.

* Zur *Diagnostik ohne Ziel der Diagnose* (Ausschlußdiagnostik):

Oft genug ist durch weitere Diagnostik kein anderes Verfahren mehr zu erwarten: Ein problemangepaßtes Handeln erfolgt nach der dafür ausreichenden Informationssuche, noch vor Erreichen definitiver diagnostischer Aussagen [31]: auf der Ebene festgestellter Symptome. Damit schwindet in der praktischen Medizin das Interesse, an der Vollständigkeit des diagnostischen Bildes zu arbeiten und eine komplette Erklärung der Beschwerden zu erzielen. Von weiteren Bemühungen ist kein anderes Verhalten mehr zu erwarten. Nach Crombie genügt es in diesem pragmatischen Sinn zur Erfüllung der allgemeinärztlichen Erstdiagnostik, alle wesentlichen, aus einem Symptom ableitbaren Diagnosen oder Risiken *auszuschließen* (exclusive diagnostics) und eine ausschließende Klassifizierung zu erzielen. Nach dieser Arbeit ungeklärt verbleibende Symptome sollen, wie üblich, der weiteren Beobachtung zugeführt werden.

Literatur

[1] Zöllner N, Hadorn W (Hrsg) (1986) Vom Symptom zur Diagnose. Karger, Basel, S 3
[2] Braun RN (1986) Lehrbuch der Allgemeinmedizin. Verlag Kirchheim, Mainz, S 33
[3] Tönies H (1991) Hausbesuch und Diagnostik im Notdienst. Springer, Berlin Heidelberg New York, S 51, 72, 108, 202
[4] Meads S (1983) The WHO Reason for Encounter Classification. WHO Chron 37: 159–162
[5] Balint M, Norell JS (1973) Six Minutes for the Patient. Tavistock, London, pp 27 ff
[6] Grol RPTM (Hrsg) (1985) Die Prävention somatischer Fixierung. Springer, Berlin Heidelberg New York, S 8–19
[7] Elstein AS, Shulman LS, Sprafka SA (1979) Medical Problem Solving. Harvard University Press, Cambridge London, p 225
[8] Lorenzen P (1974) Szientismus versus Dialektik. In: Riedel M (Hrsg) Rehabilitierung der praktischen Philosophie. Rombach, Freiburg, S 344–345

[9] Hodgkin K (1973) Towards Earlier Diagnosis, 3rd end. Churchill, Livingstone Edinburgh, p 12
[10] McWhinney IR (1981) An Introduction to Family Medicine. Oxford University Press, New York Oxford, pp 70–73
[11] Rosen M, Arsht ED (1979) Psychological Approaches to Family Medicine. University Park Press, Baltimore, pp 1–10
[12] Tanner B (ed) (1976) Language and Communication in General Practice. Hodder and Stoughton, London Sydney Auckland, p 162
[13] Elliott-Binns C (1978) Medicine: The Forgotten Art? Pitman Medical, p 54
[14] Anger G (1991) Differentialdiagnose für die tägliche Praxis. Leitsymptome von A bis Z, 2. Aufl. Fischer, Jena, S 152
[15] Seller RH (1986) Differential Diagnosis of Common Complaints. Saunders, Philadelphia London, pp 55–67
[16] Popper K (1972) Objective Knowledge, an Evolutionary Approach. The Clarendon Press, Oxford, p 67
[17] Popper K (1980) The Logic of Scientific Discovery (Logik der Forschung). Hutchinson, London Melbourne Sydney, pp 121 ff
[18] *Op. cit.* [16] S 13, 20–22
[19] Gross R (1969) Medizinische Diagnostik. Grundlagen und Praxis. Springer, Berlin Heidelberg New York, S 107
[20] Stegmüller W (1973) Personelle und statistische Wahrscheinlichkeit, Band IV: Erster Halbband. Springer, Berlin Heidelberg New York, S 150–156
[21] *Op. cit.* [20] S 3
[22] *Op. cit.* [20] S 296–299
[23] *Op. cit.* [20] S 465
[24] Gabriel L (1965) Integrale Logik. Herder, Wien, S 56–61
[25] Hart JT (1980) Hypertension. Churchill, Livingstone Edinburgh, p 133
[26] Tönies H (1991) Hausbesuch und Diagnostik im Notdienst: Epidemiologie, Organisation, Entscheidungsgrundlagen am Beispiel des Wiener Ärztenotdienstes. Springer, Berlin Heidelberg New York, S 191
[27] Tönies H (1986) Causes of Microhaematuria in an Austrian General Practice. Scand J Prim Health Care 4: 25–28
[28] Stummvoll K (1986) Der abnorme Harnbefund. Fortbildungsbriefe der Wiener Ärztekammer No 29
[29] Anschütz F (1982) Indikation zum ärztlichen Handeln. Springer, Berlin Heidelberg New York, S 38–39
[30] Dreibholz J, Haehn KD (1983) Hausarzt und Patient: Lehrbuch der Allgemeinmedizin. Schlütersche, Hannover, S 223
[31] Grethe H, Große G, Junghanns G, Köhler Ch (1984) Leitfaden der Allgemeinmedizin. Volk und Gesundheit, Berlin, S 42–43

7. Hypothesenbildung und Erstdiagnostik im Licht statistischen Denkens

Ersthypothesen zur Diagnostik werden nach Elstein binnen kürzester Zeit gesetzt [1]. Ihre Überprüfung erfolgt im darauf folgenden diagnostischen Prozeß. Der Einfluß der Erfahrung des Arztes auf diese Fähigkeit wird allgemein als wesentlich angesehen.

Diese Erfahrung läßt sich mit Hilfe der Häufigkeiten der Gesundheitsstörungen darstellen. Aus ihnen werden die Auswahlprozesse im Rahmen der Erstdiagnostik und die Auswahl der bevorzugten Symptome nach Erfassung des ersten Symptoms erklärt. Für die Erklärung der Auswahl zwischen konkurrierenden Symptomen bei der weiteren Suche dient besonders die Fassung des Bayes-Theorems für die Allgemeinpraxis nach McWhinney [2]. Die Darstellungen von Bayes sind ursprünglich für alle mengentheoretisch beschreibbaren Entscheidungssituationen bestimmt gewesen [3] und erst von Denkern unserer Zeit besonders für die Erklärung von Entscheidungen in der Wirtschaft [10] und in der Allgemeinpraxis herangezogen worden.

Das ärztliche Handeln stellt sich nach diesem Ordnungsprinzip durch vorbewußte Gewöhnungsprozesse (Erfahrung) auf die lokal konstante Fälleverteilung der Gesundheitsstörungen ein. Diese zeigt deutliche, fachbestimmte Unterschiede gegen andere Versorgungsarten im Medizinsystem oder gegen andere Versorger.

Dieses andere Handeln in der Allgemeinpraxis erklärt sich im einzelnen durch:

* eine andere Häufigkeit schon der Erstsymptome,
* die Annahme anders verteilter Folgesymptome nach Erstsymptomen,

* die Annahme anderer (geringerer) Risikohäufigkeiten nach Erstsymptom,
* die Annahme einer anderen Qualität diagnostischer Information zu Ende der Diagnostik (weniger echte Diagnosen) und
* die Annahme einer anderen Verteilung von Diagnosen oder Klassifizierungen an verschiedenen Versorgungsorten im Medizinsystem oder bei verschiedenen Fächern.

Gegen die Annahme der Konstanz dieses epidemiologischen Rahmens spricht die Möglichkeit ausgeprägter Lokalfaktoren (Prosenc) [4], die eine durchgängige Häufigkeit im statistischen Beweisverfahren nicht mehr aufzeigen lassen. Während eine annähernde Konstanz leicht zu konzedieren ist, wird es bei Präzisierung der Beweisverfahren unmöglich, die angenommene Konstanz aufzufinden [5].

Im Denken der Allgemeinpraktiker wird die Konstanz des eigenen epidemiologischen Bereiches meist unreflektiert, nach Art eines Urvertrauens vorausgesetzt. Bei Anwendung strenger Beweiskriterien muß sich diese Annahme als eine (wiewohl förderliche) Fiktion herausstellen. Diese Aussage zur Konstanz der Fälleverteilung ist unter dem Namen Fälleverteilungsgesetz bekannt:

„Wenn zwei Ärzte bei sehr ähnlicher Diagnostik und Nomenklatur ihre Beratungsergebnisse (Fälle) vergleichen, so stimmen die Häufigkeitskurven weitgehend überein. ... Die Beschreibung des Fälleverteilungsgesetzes löste manche Rätsel, die das Handeln erfahrener Ärzte aufgegeben hatte [6]";

und: „Aus der Sicht der Allgemeinmedizin sind Gruppen von Menschen, die nicht unter extrem differenten klimatischen, sozialen und sonstigen Verhältnissen leben, dem Faktor Gesundheitsstörung mit ganz überwiegend gleichen Ergebnissen unterworfen [7]."

Die hilfreiche Fiktion der konstanten Fälleverteilung und ihre Rolle im diagnostischen Prozeß

Aussagen zur Fälleverteilung beschreiben eine Gruppe diagnostischer Ergebnisse in charakteristisch konstanter Häufigkeitsverteilung. Sie beschreiben ein Grundwissen des diagnostisch tätigen

Arztes, das ihm aus der Erfahrung erwachsen ist. Aus dieser nur halbbewußten Erfahrung kommt seine Bereitschaft, zuerst die Häufigkeiten vorauszusetzen, die er bisher erlebt hat. Diese Annahme hat keine Beweiskraft für Künftiges, ist aber besser als eine absolute Voraussetzungslosigkeit. *Annahmen zur Wahrscheinlichkeit* dienen zur *Steuerung der Suche*, nicht zum Beweis des Unbeweisbaren, nämlich zukünftig festgestellter Erkrankungen. Sie sind mangels besserer Information verwendete Richtlinien und verlieren ihre Bedeutung sofort, wenn besser abgesicherte Information gefunden wurde. Die Information, die aus ihnen abzuleiten ist, weist auf bevorzugte Möglichkeiten, nicht auf künftige Sicherheit. Logische Schlüssigkeit für eine Diagnose ist aus ihnen nicht abzuleiten. Daher soll auch die darin enthaltene praktische (handlungsleitende) Gewißheit nicht mit einer logischen Notwendigkeit oder definitiven wissenschaftlichen Schlüssigkeit verwechselt werden [8].

Als Konsequenz dieser praktisch hilfreichen Fiktion ergibt sich: Jeder Patient, der die Praxis betritt, wird vorerst diagnostisch der Wahrscheinlichkeitsverteilung der allgemeinärztlichen Praxisbevölkerung zugerechnet. Seine Art der Erkrankung wird im Rahmen der Erkrankungswahrscheinlichkeit der Risikogruppe gesehen. Bis zum ersten widerlegenden Symptom [9] wird die Diagnostik so verlaufen, als wäre die vergangene Erfahrung zu Häufigkeiten von Erkrankungen auch für alle Zukunft gültig. Mit der Aussage, daß das Fälleverteilungsgesetz unser diagnostisches Handeln steuert, ist nicht gemeint, daß wir von der naiven Vermutung ausgehen, die Gruppe unserer Patienten werde tatsächlich in Zukunft streng identische Erkrankungen haben wie in der Vergangenheit. *Wir dürfen nur bis zum Vorliegen besserer Information darauf vertrauen* [10, 11].

Eine Kritik der Annahme, daß die vergangene Fälleverteilung (die *frühere* Erkenntnis über eine *Gruppe*) künftiges diagnostisches Handeln (die Suche nach der *künftigen* Aussage über den *Einzelfall*) steuern darf, folgt der Diskussion zum Induktionsproblem nach Hume: Dieses klassische Problem der statistischen Erkenntnistheorie gliedert sich in zwei Fragen:

* Wieso und in welchem zulässigem Ausmaß kann ich aus *vergangenen* (Erkrankungs-) *Häufigkeiten* auf *zukünftige* schließen? und:

* Statistisch überprüfbare und bewiesene Forschungsergebnisse sind *aus Gruppen* erschlossen und lassen sich daher nur wieder auf Gruppen beziehen. Der Allgemeinpraktiker hat mit jeweils *einzelnen Patienten* zu tun. Wie kann das Fälleverteilungsgesetz (oder jegliche Mengenrelation, die aus Gruppen erschlossen wurde) für seinen jeweiligen Einzelpatienten gelten?

Beide Probleme (das der Prognose und das des Einzelfalles) können als praktische Nachfolgeprobleme zum Induktionsproblem nach Hume aufgefaßt werden [12]. „Hume selbst hat das Problem in der Weise formuliert, daß er fragte, ob wir den Übergang vom Wissen über das, was wir beobachtet haben, zu dem angeblichen Wissen, über das, was wir nicht beobachtet haben, rechtfertigen können." Oder: „Wie können wir unsere Überzeugung rechtfertigen, daß die Zukunft der Vergangenheit gleichen wird?" Oder: Unter welchen Bedingungen kann eine Erweiterung (Erweiterungsschluß) von vorhandenem Wissen auf künftige Geschehnisse erfolgen? Die strengste Formulierung des Humeschen Problems: „Gibt es wahrheitskonservierende Erweiterungsschlüsse?" [13], läßt nur die Antwort „Nein" zu. Statistische Methoden erlauben dagegen Folgerungen von definierter Unsicherheit: Die Zukunft gleicht im Rahmen begrenzter Unsicherheit dem Vergangenen. Der (bleibend unsichere) Erweiterungsschluß wird methodisch möglich, weil seine Unsicherheit durch die statistische Methode beschreibbar ist.

Richtig ist, daß statistisch erklärte Häufigkeiten nur hypothetisch auf die Zukunft erweitert werden können [14]. Für die Erstellung von Leitlinien der Diagnostik in einem epidemisch konstanten Feld sind Häufigkeitsannahmen ein hilfreiches *Ordnungsprinzip*: Sie bringen Ordnung in die Unzahl möglicher diagnostischer Folgeerwägungen und beschleunigen den Ablauf der Diagnostik, ohne ihm ein Endprodukt vorzuschreiben. Dies zeigt sich auch an dem Platz, den wir solchen Annahmen im rechnerischen Umgang mit diagnostischen Daten zuweisen: Im Sinn der entscheidungstheoretischen Testtheorie ist jede gesicherte Fälleverteilung als Prä-Test-Wahrscheinlichkeit (Wahrscheinlichkeit vor weiteren Prüfverfahren) zu verwenden [24].

Fälleverteilung und Bayes-Theorem

Das Fälleverteilungsgesetz, gesehen als entscheidungstheoretischer Grundsatz, drückt aus, daß praxiseigene Häufigkeitsverteilungen für abgeschlossene diagnostische Ergebnisse zwischen Einzelpraxen weitgehend gleichartig gefunden werden. Diese unterscheiden sich deutlich von den Häufigkeitsverteilungen, die von Ärzten in anderen medizinischen Versorgungsformen gefunden werden. Weiters gilt: Die für den jeweiligen medizinischen Versorgungsbereich wahrscheinlichere Schlußfolgerung [18, 19] aus einem Symptom hat in der Diagnostik Vorrang. Eine andere Formulierung, die diesen Zusammenhang gleichfalls darstellt und auch auf die Erfahrung aus der Einzelpraxis anwendbar ist, lautet: Die Prä-Test-Wahrscheinlichkeit zwischen Symptom und Erkrankung in einer Bevölkerungsgruppe ist eine sachlich begründbare erste Entscheidungshilfe zur Steuerung der Informationssuche. Diese Erwägungen veranlassen, die Wahrscheinlichkeit, mit der ein Symptom in einem epidemisch konstanten Bereich in eine Diagnose eingebaut wird, und die Wahrscheinlichkeit, mit der es im Bereich überhaupt vorkommt, in einem Formelausdruck zu vergleichen [15–17]:

Das *Bayes-Theorem* als Grundlage von Entscheidungstheorien heißt in einer Fassung, wie sie McWhinney für die Allgemeinmedizin dargestellt hat [2]:

$$(WD/S) = \frac{(WS/D) \times (WD)}{(WS)}$$

Darin bedeutet das Formelglied WD/S die Wahrscheinlichkeit einer Diagnose bei Ableitung aus einem Symptom, WS/D die Wahrscheinlichkeit eines Symptoms beim Aufbau einer Diagnose, WD die Wahrscheinlichkeit einer Diagnose im gegebenen epidemiologischen Milieu, WS die Wahrscheinlichkeit eines Symptoms im selben Bereich. Die Aussage gilt für den jeweils ausgeübten medizinischen Versorgungsbereich. Die Beziehung, die durch die Formel dargestellt wird, ist zwischen der Summe gefundener Symptome einer Art (z.B. Dyspnoe) in der Gesamtbevölkerung und der Anzahl von Symptomen, die in eine gewisse Diagnose münden (z.B. Dyspnoe bei Asthma).

Aus der Formel ist zu erkennen, daß drei Wahrscheinlichkeitsangaben vorliegen müssen, bevor ein weiteres Glied der Formel konstituiert werden kann. Die einfachen Bausteine WS und WD in dieser allgemeinärztlichen Variante eines entscheidungstheoretischen Hauptsatzes sind aus epidemiologischer Forschung zu erschließen. Ein Arzt hat die Gewichtung dieser Verteilungen „im Gefühl": Er handelt vorbewußt danach. Für wissenschaftliche Beweiszwecke ist die Wahrscheinlichkeit der Beziehung von Symptomen zu Diagnosen [20] durch Forschung erhebbar. Leider hinkt die allgemeinmedizinische Forschung weit hinter den verwendeten entscheidungstheoretischen Modellen nach. Die Formel von Bayes ermöglicht zusätzlich, aus derartigen Wahrscheinlichkeiten andere, schwerer erschließbare Werte hochzurechnen.

Sie kann zur Wahl optimaler Fortbildung und geeigneter Hilfsmittel beitragen, weil sie die Beziehung diagnostischer Ergebnisse zueinander darstellt. Die Bedeutung des Bayes Theorems liegt aber nicht allein in der Möglichkeit von Berechnungen sondern in der Verdeutlichung eines wichtigen Denkaktes.

Ein Beispiel zeigt, wie häufig die skizzierte Denkform für die Alltagsarbeit Bedeutung hat:

Ein chirurgischer Universitätsassistent vertritt einen Landprimarius als Operateur. Er ist gewöhnlich an einer Ambulanz tätig, die Morbus-Crohn-Kranke betreut. Fast jeder Patient der Ambulanz hat eine Crohnsche Erkrankung.

Wenn nun Patienten ins Landspital kommen, die charakteristische Schmerzen im rechten Unterbauch, eine Obstipation und anorektische Übelkeit haben, denkt der Universitätsassistent auf Grund seiner gewohnten Fälleverteilung anders als der Landprimarius: Da Crohn-Patienten durch eine Darmoperation Schaden nehmen können, schiebt er die Operation beim Bild einer Appendicitis möglichst lange hinaus und gerät in Gefahr ungebührlich vieler Perforationen entzündeter Appendices. In seiner Crohn-Ambulanz ist das Symptom Unterbauchschmerz und Anorexie zu 95% mit der Diagnose Morbus Crohn vergesellschaftet. Nicht so in der Allgemeinpraxis: Die Inzidenz von Zugängen neuer Crohn-Patienten in einer einzelnen Allgemeinpraxis kann gar nicht gering genug angenommen werden, sie ist weit unter 1 pro Jahr anzunehmen. Die Crohn'sche Krankheit haben etwa drei Patienten einer mittleren Allgemeinpraxis von 2000 Patienten [21]. Das bedeutet eine Prävalenz von $2000/100 \times 3\%$: In der ganzen Praxis sind das 3/20% (0,15%) Patienten. Die entsprechende Prävalenzkategorie: operierte Appendicitispatienten, hat jede Allgemeinpraxis in beträchtlicher Menge. Schon die jährliche Inzidenz akut neuerkrankter Appendicitispatienten ist in einer Allgemeinpraxis größer (ca $4/2000 = 0{,}20\%$) als die Prävalenz aller Crohn-Erkrankten. Erst recht wird diese Inzidenz in einer allgemeinchirurgischen Ambulanz höher sein, wo doch die Patienten aus vielen Allgemeinpraxen versammelt werden!

Die Inzidenz neuerkrankter echter Appendicitispatienten, sollten wir dem irregeleiteten Chirurgen sagen, ist in der landchirurgischen Ambulanz um ein Wesentliches größer als in seiner Spezialambulanz. Der subspezialisierte Chirurg wird, um größeren Schaden zu vermeiden, sein Handeln auf die andere Fälleverteilung seines neuen Arbeitsgebietes umstellen müssen, also dem gleichen Symptomkanon auf Grund der andersartigen Prä-Test-Wahrscheinlichkeit eine andere Bedeutung geben müssen.

Das Bayes-Theorem in der hier vorgelegten Fassung ist keine Regel des wissenschaftlichen Determinismus sondern eine mengentheoretische Relation [22]: Seine Anwendung ist *nicht* für solche Informationsanteile vorgesehen,

* die in deterministischer Weise zwingend eine Diagnose herbeiführen, sondern für die anderen,
* die eine Diagnose wahrscheinlich machen, aber mehrdeutig und zum Teil untereinander austauschbar sind.

Der im Bayes-Theorem nachgezeichnete diagnostische Denkprozeß veranlaßt uns, die Wahrscheinlichkeiten von Diagnosen, die sich aus einem Symptom ergeben, abzuwägen, bis wir die wahrscheinlichste Annahme dadurch auszeichnen, daß sie – als möglicher Anteil einer vermuteten Diagnose – in Gegenprobe genommen wird: Ist die Beziehung Symptom–Diagnose zusätzlich in dem System hochwahrscheinlich, das von der Diagnose her gedacht wird, so gewinnt die diagnostische Aussage verstärkte Wahrscheinlichkeit. Dieser Entscheidungsprozeß läuft während der Arbeit am Patienten ab, die jederzeit bestimmende Symptome liefern und ihn beenden kann; bis zum Vorliegen definitiver Entscheidungs-

Die Vorangabe 2500 Asthma bronchiale und ihre diagnostischen Folgerungen nach Besuch im Nachtnotdienst. Aufgliederung von 114 Vorangaben dieser Zuordnung nach abschließenden diagnostischen Begriffen und deren Anzahl

Code	Klassifizierung	Anzahl
720	Diabetes mellitus	1
1955	Pulmonalembolie	1
2005	Rechtsherzinsuffizienz	1
2010	Linksherzinsuffizienz	1
2115	Chron. cerebrale Insuff.	1
2420	Akute Bronchitis	5
2495	Emphysem	2
2500	Asthma Bronchiale	65
4520	Fieber ohne sonst Befund	1
Summe		78
Nicht weiter verfolgt		36

Die Vorangabe 2500 Asthma Bronchiale und ihre diagnostischen Folgerungen nach Besuch im Tagnotdienst. Aufgliederung von 93 Vorangaben dieser Zuordnung nach abschließenden diagnostischen Begriffen und deren Anzahl

Code	Klassifizierung	Anzahl
720	Diabetes mellitus	1
2005	Rechtsherzinsuffizienz	1
2010	Linksherzinsuffizienz	2
2015	Herzinsuff. undefiniert	1
2420	Akute Bronchitis	5
2475	Pneumonie	3
2500	Asthma bronchiale	56
4600	Herzklopfen	1
4655	Übelkeit	1
5200	Hämatom	1
Summe		71
Nicht weiter verfolgt		22

hilfen erfolgt das Abwägen der gefundenen Information nach diesem Modell.

Dieses Grunddenken wurde in einem eigenen Forschungsunternehmen dargestellt, das aus der Fälleverteilung im Notdienst die mengentheoretischen Zusammenhänge diagnostischer Ergebnisse vor und nach dem diagnostisch relevanten Arztbesuch zu ergründen suchte: Es ist ein Beispiel der Anwendung des Denkens nach Art des Bayes-Theorems auf ein Praxisproblem [23].

Die Untersuchung betraf die Funktion des Telephonarztes im Ärztenotdienst und die Genauigkeit der Angaben, die er als Nebenprodukt der Leitung von Notdienstwagen zum Hausbesuch – aus Anrufen von Patienten – erhob. Anschließend erfolgte der Besuch und dessen diagnostisches Ergebnis wurde mit der Vorangabe verglichen. Die Häufigkeitsbeziehung derart erhobener Vorangaben und Ergebnisse zeigt sich in einer kurzen Tabelle über Vorangaben und Ergebnisse im Tagdienst und im Nachtdienst. (Die Zahlen am linken Tabellenrand sind ICD-Codes).

Aus den Tabellen sind Häufigkeitsverteilungen in bezug zwischen Vorangaben und diagnostischen Ergebnissen zu entnehmen. Der Zweck dieser Untersuchung war die Verbesserung des Informationsstandes künftiger Telephonärzte. Der Notarzt, der in Zukunft am Telephon eine Vorgeschichte erhebt, wird wissen, daß die Vorangabe Asthma bronchiale zwar in einem hohen Prozentsatz treffsicher ist, sich aber aber in einigen wenigen bedrohlichen Einzelfällen nach Besuch als unrichtig erweist.

Die erwartbar häufigste Fehlvermutung wird vom Asthma cardiale ausgehen. Nur selten wird die Korrektur nach Besuch in Richtung harmloser Klassifizierungen gestellt werden: Die Indikation zum Notarztbesuch wird sich trotz fehlerhafter Ersthypothesen häufig als richtig erweisen.

Literatur

[1] Elstein AS, Shulman LS, Sprafka SA (1979) Medical Problem Solving. Harvard University Press, Cambridge, London, p 175
[2] Mc Whinney Ian R, (1981) An Introduction to Family Medicine. Oxford University Press, New York Oxford, pp 92–93
[3] Bayes ET (1763) An Assay Towards Solving a Problem in the Doctrine of Chance. Phil Trans R Soc Lond (Biol) 53: 370

[4] Prosenc F (1986) Die diagostischen Beratungsergebnisse in einer ländlichen Allgemeinpraxis. In: Brandlmeier P, Krüsi G (Hrsg) Der Praktische Arzt heute. Huber, Bern Stuttgart, S 139–161
[5] Göpel HG (1985) Fallverteilung in der Allgemeinmedizin. In: Hamm H (Hrsg) Allgemeinmedizin und Familienmedizin.Thieme, Stuttgart, S 9–20
[6] Braun RN (1986) Lehrbuch der Allgemeinmedizin. Verlag Kirchheim, Mainz, S 38–39
[7] Braun RN (1970) Lehrbuch der Ärztlichen Allgemeinpraxis. Urban & Schwarzenberg, Wien, S 9
[8] Stegmüller W (1973) Personelle und statistische Wahrscheinlichkeit, Band IV, Erster Halbband. Springer Berlin Heidelberg New York, S 195
[9] Popper K (1963) Conjectures and Refutations. The Growthof Scientific Knowledge. Routledge & Kegan Paul, London, pp 312 ff
[10] Green PE, Frank RE (1977) In: Kaufman G, Thomas H (eds) Modern Decision Analysis. Penguin, Harmondsworth
[11] *Op. cit.* [8] S 79
[12] *Op. cit.* [8] S 76
[13] *Op. cit.* [8] S 78
[14] *Op. cit.* [8] S 165
[15] Gross R (1969) Medizinische Diagnostik, Grundlagen und Praxis. Springer, Berlin Heidelberg New York, S 124
[16] Anschütz F (1982) Indikation zum ärztlichen Handeln. Springer, Berlin Heidelberg New York, S 48
[17] Wright HJ, Macadam DB (1979) Clinical Thinking and Practice Diagnosis and Decision in Patient Care. Churchill, Livingstone Edinburgh London New York, pp 80–85
[18] *Op. cit.* [8] S 437
[19] *Op. cit.* [1] S 14
[20] *Op. cit.* [15] S 121–125
[21] Royal College of General Practitioners (1979) Morbidity Statistics from General Practice. Second National Study. HMSO, London
[22] *Op. cit.* [8] S 395
[23] Tönies H (1991) Hausbesuch und Diagnostik im Notdienst. Springer, Berlin Heidelberg New York, S 129–130
[24] Stegmüller W (1973) Personelle und statistische Wahrscheinlichkeit, Band IV, 2. Halbband. Springer, Berlin Heidelberg New York, S 113

8. Der Einfluß kassenärztlicher Zeitökonomie und Befundökonomie auf das diagnostische Verfahren

Zeit ist in der ärztlichen Kassenpraxis ein wichtiges Gut. Die Zeitdauer der Konsultationen in der Allgemeinpraxis gilt als Schwachstelle des Berufes: Vorwurfsvoll werden Meßergebnisse kürzester Beratungszeiten als charakteristisch für die Begegnung zwischen Patient und Arzt dargestellt [1]; die ethische Dimension ärztlichen Wirkens wird auf den Zeitfaktor reduziert und die Intensität ärztlicher Arbeit aus der Dauer der Begegnung erschlossen. Ob damit das richtige Maß ärztlicher Leistung gefunden ist läßt sich bezweifeln: Die Patienten-Arzt-Interaktion läßt sich nicht in Maßzahlen zeitlicher Ausdehnung messen [2]: Es mag Konsultationen geben, deren Insuffizienz sich in der Zeitdauer ausdrückt, manchmal in einer langen, manchmal in einer kurzen; der Oberflächlichkeit soll hier nicht das Wort geredet werden: die Messung des Zeitaufwands könnte ein verfehltes Maß zur Beurteilung der Güte einer Konsultation sein [3–5].

Eine Konsultation, die in der Allgemeinpraxis als effektiv gelten soll, soll dem Patienten Zeit geben, sein Problem in seiner Sprache darzustellen, dem Arzt, es in seinem Begriffssystem zu erfassen, beiden, Erwägungen zur Beschwerde nicht nur auf der Ebene aktuellen Leidens, sondern auch aus der Sicht der Lebensgeschichte des Patienten und seiner Familie zu haben [2]. Sie soll abgrenzbare diagnostische oder therapeutische Ergebnisse oder Zwischenergebnisse erbringen, sodaß der Patient sie als wirksame Stufe zur Erarbeitung einer Problemlösung ansehen und der Arzt seine Leistungswünsche als erfüllt ansehen kann. Diese Ziele können oft mit wenigen Handlungen als erfüllt angesehen werden. Diagnostische Kurzberatungen sind daher nicht als Makel sondern als Zeichen der Effektivität problemangepaßter Arbeit aufzufassen. Ob die Therapiebedürfnisse eines gewissenhaften Arztes mit der Kurzberatung erfüllt sind, ist in jeder einzelnen Konsultation zu fragen. Intensivere Interventionen auf der Gesprächs- und Beratungsebene werden angemessene Zeit erfordern und diese soll durch ein gutes Bestellsystem ermöglicht werden. Das Problem des Allgemeinarztes in der Kassenpraxis ist es freilich nicht, mit fernen Polemiken fertigzuwerden, sondern mit den leidensvollen Forderungen der Patienten angesichts des vollen Wartezimmers.

Wichtig ist es, die einzelne allgemeinärztliche Konsultation als Teil eines stufenweisen Prozesses der Erkenntnisfindung oder Betreuung zu sehen, um von ihr keine falsche Geschlossenheit zu fordern [6]: Die Diagnostik ist in der Allgemeinpraxis selten mit der einzelnen Konsultation beendet, die Therapie der chronischen Erkrankungen erfolgt lebensbegleitend, und maßvoll eingesetzte Gesprächsinterventionen können gegliedert in einzelnen Stufen erfolgen.

Eine umfangreiche Untersuchung ärztlicher Handlungen in 13 norddeutschen Allgemeinpraxen war die 1977 publizierte Verdenstudie (benannt nach dem Ort Verden). Sie kann hier für viele andere Untersuchungen mit ähnlichen Ergebnissen zitiert werden. In der Verdenstudie wurden Fragen des Zeitaufwandes in der ärztlichen Primärversorgung gegliedert nach ärztlichen Einzelhandlungen untersucht [7, 8]. Für die diagnostischen Leistungen ergaben sich die folgenden Durchschnittswerte aus den 13 Praxen.

Verdenstudie – *Zeitaufwand* des Arztes bei diagnostischen Leistungen (Durchschnittszeit, in Minuten):

Keine diagnostische Leistung	0,2
Verlaufsbefragung	3,0
Gezielte Anamnese und Untersuchung	4,4
Gezielte Anamnese und Untersuchung mit techn. Hilfsmaßnahmen	3,0
Systematische Anamnese und Untersuchung	14.0
Größter Aufwand (an Geräten ohne Arzt, neben der hier berechneten Konsultation) Arztzeit:	3,6
Diagnostisches Konsilium	3,1

Die Angaben zeigen den steigenden Aufwand für wirklich ärztliche Leistungen je nach deren Umfang. Zeit für andere Aufgaben kann der Arzt nach diesen Ergebnissen gewinnen, wenn er die technischen Hilfsmittel (beim größten Aufwand) an seiner Stelle arbeiten läßt oder wenn er seine Diagnostik auf ein enges Problemgebiet einengt.

Ein anderer Abschnitt der Verdenstudie gliederte die Anteile von Arztzeiten bei *therapeutischen Leistungen* (Durchschnittszeit, in Minuten):

Keine therapeutische Leistung	2,2
Beratung zur Lebensführung	3,8
Parenterale Medikation	2,2
Ärztlicher Eingriff	4,7
Facharztüberweisung	2,3
Stationäre Einweisung	4,6
Psychotherapie	16,0

Die Aussage aus diesen Daten wird noch verdeutlicht durch die Ergebnisse zu den Gesamtzeiten, die Patienten in den Praxen verbrachten. Diese sind offensichtlich wesentlich höher als Zeiten für den Arztkontakt allein, aber nicht bloß durch Wartezeiten bedingt, sondern durch andere Leistungen der Praxis, ohne den Arzt.

Gesamtzeitaufwand pro Patient in allen Praxen:

Mittelwert	16 Min 39 Sec
Maximum	3 Std 50 Min 55 Sec

Kürzeste Zeit einer Praxis:

Mittelwert	8 Min 21 Sec
Maximum	34 Min 22 Sec

In einer eigenen Untersuchung, die diese Ergebnisse ergänzt, verbrachten die Patienten durchschnittlich noch 2 bis 5 Minuten nach der Konsultation in den zwei untersuchten Praxen und warteten je nach ihrem Gebrauch des Bestellsystems relativ kurz oder bis zu 45 Minuten auf den Arzt [9].

Es lohnt, die Kontaktzeiten anderer praktizierender Ärzte in der ambulanten Medizin zu vergleichen: Zeit ist ja auch für sie ein rares Gut [10]. Eine amerikanische Untersuchung ergab die folgenden Zeiten pro Konsultation nach Fächern [11]:

Konsultationsdauer nach Fächern im Durchschnitt in Minuten (USA)

Alle Fächer	15
Allgemeinpraxis	13
Interne	18
Gynäkologie	13
Kinderheilkunde	12
Chirurgie	13
Augenheilkunde	20
Orthopädie	15
HNO	14
Psychiatrie	47
Dermatologie	12
Urologie	15
Herz-Kreislauf	22
Neurologie	36

Zeit ist auch ein wertvolles Gut für den von J. Fry [12] ermittelten *„Durchschnittlicher Allgemeinpraktiker der Welt"*:

	Stunden pro Woche	Kontakte pro Woche
Sprechstunde	24	140
Hausbesuch	5	10
Spital	5	20
Telefon	2	15
Andere indirekte Konsultationen (im Supermarkt, auf der Straße)	1	10
„Out-of-Hours-Calls" (alle Kontakte zur Ruhe- oder Schlafenszeit)	3	5
Summe	40	200

Auswirkungen des ökonomischen Umgangs mit der Zeit und den Hilfsmitteln auf die Diagnostik

Zeit steht dem Allgemeinarzt nicht in gleichmäßigen Mengen pro Patient sondern problembezogen, nach Maßgabe des notwendigen Aufwandes zur Verfügung [13, 14, 10]. In epidemisch ausgezeichneten Zeiträumen („Grippewelle") oder bei Erkrankung anderer Ärzte fehlt sie besonders. Diagnostische Ökonomie ist eine Forderung, die die Verwalter des Kassenarztsystems im Vertragstext vom Kassenarzt fordern [15]. Sie bezieht sich auf den Sachaufwand und den Einsatz von Hilfsmitteln, also indirekt wieder auf die aufgewendete Zeit. Auch die Wünsche des ambulanten, oft berufstätigen Patienten wirken begrenzend auf den Einsatz der Hilfsmittel, besonders, wenn er an den Kosten des Aufwandes beteiligt wird.

Der Allgemeinarzt, der ein Kassenarzt ist, wird die verfügbare Zeit sparsam verwenden, indem er sie gezielt und angepaßt an den Problemstand des Patienten einsetzt.

Zeit und Aufwand wird innerhalb der Konsultation erspart, wenn die Konsultation vom Ausgangspunkt der schon bekannten Vorgeschichte bis zum augenblicks entscheidenden Wissensstand, nicht aber zur maximal möglichen Erkenntnis vorangetrieben wird [16, 17]:

Diagnostische Ökonomie ist bei den folgenden – nicht immer erwünschten – Situationen in der Primärversorgung möglich [18]:

* Nicht-Abklärung aller Organsysteme des Patienten – kein großer Status sondern gezielte, problemorientierte Diagnostik.
* Nicht-Verfolgung von Befunden, die nach Erstellung einer Diagnose oder Klassifizierung eines Patientenproblems als unerklärter Rest verblieben sind.
* Nicht-Verfolgung von Befunden, die in Konkurrenz mit einem anderen, dringlicher erscheinenden Problem zurückgetreten sind.
* Nicht-Verfolgung von Problemen, die einen Abwendbar gefährlichen Verlauf nahelegen.
* Nicht-Diagnostik von Therapie-Folgen oder Therapie-Erfolg.
* Primäres Nicht-Kommen des möglichen Patienten.

Mit diesen Verfahren wird nicht nur Zeit eingespart sondern auch Geld und Belastungen des Patienten. Offensichtlich enthalten manche der genannten Verfahren ein untragbares Risiko, doch sind einige Verfahren, den Befundungsrahmen in der Praxis eng und damit auch zeitökonomisch zu gestalten, anerkannt: Der Grund ist nur aus bisher nicht genannten Randbedingungen erfaßbar, was generelle Urteile erschwert oder unmöglich macht:

Eine gute Anamnese kann ausreichen, mehr als zwei Drittel aller Gesundheitsstörungen befriedigend zu klassifizieren (Deutsch [19]). Durch Vorkenntnisse von Patient und Arzt oder durch Verständnis für die Natur des Problems und die überhaupt möglichen Krankheitsverläufe kann das Ausmaß einer korrekten problemorientierten Untersuchung erstaunlich kurz gehalten werden [20]. Die häufigsten Verfahren sind mehrfach beschrieben [16, 17, 21–24]. Als Beispiele werden genannt:

* die *direkte Diagnostik,*
* *örtliche Routinen,*
* *allgemeine Routinen,*
* nebst einigen Spezialverfahren, wie der *Vorschaltdiagnostik.*

Die *direkte Diagnostik* ist ein lokal begrenztes Verfahren, in dem ausschließlich die vom Patienten eingebrachte Gesundheitsstörung, und diese wieder nur durch lokale Befundung bearbeitet wird.

Die häufigsten Anlässe dieses Verfahrens sind:

* Die Begrenztheit des Verfahrens kann vom Patienten gefordert werden: Er/sie will nur diese Hilfe und wünscht keine weitere Bemühung. Eine Besprechung seiner Angst und eine rechtsmedizinische Beratung werden sich nicht vermeiden lassen.
* Ein Weiterarbeiten erübrigt sich aus der Natur der Erkrankung [25]: Der eingewachsene Nagel wird versorgt, der Patient fühlt sich vollends gesund; die aufgesprungene Lippe wird anbehandelt; die Ursache des Berufsekzems ist bekannt.
* Der Arzt steht unter beträchtlichem Druck durch Zeitbelastung, volles Wartezimmer oder eine konkurrierende dringliche Berufung: Er schiebt weitere Überlegungen und Bemühungen auf und bestellt, bei Wissen um die Notwendigkeit weiterer Bemühungen, den Patienten nach Kurzversorgung wieder.

Das Verfahren der *örtlichen Routine* ist ebenso problemorientiert wie die anderen praxisgemäßen Verfahren: Es bezieht seine Berechtigung aus der ausschließlichen Arbeit am Symptom, das der Patient zum Thema gemacht hat. Die Kenntnis der zum Symptom häufig bezogenen anderen lokalen Symptome und Befunde steuert die Suchmethodik des Allgemeinarztes:

Eine Lymphadenitis Colli wird zu lokalen Suchverfahren im Mund, an den Tonsillen, im Parotisbereich, hinter dem Ohr (Ekzem? Pyodermie?) aber im weiteren auch im Larynx, vielleicht auch in den Verdauungsorganen führen. Die Erweiterung zur allgemeinen Routine liegt nahe, wenn eine Systemerkrankung ausgeschlossen werden muß. Eine Lymphadenitis Colli, eine Heiserkeit, ein Bild einer Cystitis, eine anhaltende Regelblutung werden aber, je nach dem Andauern des Symptoms und nach dem Ausmaß vorangegangener Bemühungen und Therapieformen verschieden intensive weitere Bemühungen auslösen. Steuernd wirken dabei Erwägungen, wie lange es zulässig ist, ein Symptom nur abwartend zu beobachten: Es gibt Grenzzeiten, ab denen unser Verfahren von lokaler Kurzdiagnostik oder Verlaufsbeobachtung unbedingt zur Risikoabsicherung übergehen muß: Bei neu aufgetretener Heiserkeit sollte nach vier bis sechs Wochen jedenfalls auch eine Laryngoskopie erfolgen.

Ihre Begründung findet die Methode der problemangepaßten Kurzkonsultation in den besonderen epidemiologischen Eigenschaften der Gruppe von Erkrankungen, die in der Allgemeinpraxis behandelt werden [26]. Angesichts der vielen selbstbegrenzenden Gesundheitsstörungen genügt es häufig, im Symptombild erkennbare Gefahren für den Patienten auszuschließen, ihn korrekt zum Risiko und zur Therapie zu informieren und ihn wiederzubestellen.

An Kritik der problembezogenen (und daher auch kürzeren) Verfahren der direkten Diagnostik und der lokalen Routine hat es nie gefehlt. Der *Wunsch nach* (sofortiger) *Erweiterung* der diagnostischen Suchverfahren liegt immer nahe und jeder Arzt kann mit jedem Patienten den Weg entscheiden, den das Gewissen ihnen augenblicks nahelegt: Der Anlaß, Befundungen zu erweitern wird durch die Sorge, einen *abwendbar gefährlichen Verlauf* [27] zu übersehen, begründet. Mit diesem (strategischen) Begriff werden begründete Ängste in ihrem handlungsleitenden Aspekt zusammengefaßt.

* Schon aus der Sicht einer guten Organmedizin ist die bloße direkte Diagnostik selten ausreichend. Das Risiko, auf die Beschwerde bezogene Kombinationen (beim eingewachsenen Nagel den Diabetes, beim Ekzem die Allergie oder die fehlerhafte Hautreinigung) zu übersehen, ist beträchtlich.
* Gerade die Allgemeinärzte sehen jedes Geschehen in der medizinischen Lebensgeschichte des Patienten als wertvolles Signal an [28]. Der wirkliche Hilferuf wird durch das Einbringen einer kleinen Beschwerde signalisiert, dann aber durch angstvoll kurzes Besprechen verdeckt. Gerade das „kleine Problem" kann als „Eintrittskarte in die Konsultation" verwendet werden, um ein anderes, weniger offenbares, wahrscheinlich stärker angstbesetztes Problem maskiert einzubringen.

Das beschriebene Modell des zeitlich und finanziell ökonomischen diagnostischen Prozesses ist nicht in der ganzen Medizin anerkannt, weil es nicht für alle Erkrankungen und nicht für alle Versorgungsformen in der Medizin sinnvoll ist, sondern nur beim unselektierten Patientengut der Primärversorgung. Alternativen sind erwartungsgemäß durch die Forderung sowohl nach vermehrtem wie vermindertem Aufwand gekennzeichnet:

Das *Modell* des *„großen" diagnostischen Status:* Dieses aus der klinischen Wissenschaft geborene rigorose Modell der möglichst vollständigen Erfassung krankheitsrelevanter Daten ist sicher das Standardverfahren für die gefährlichere (oder des größeren Umfangs verdächtigte) Gesundheitsstörung. Es findet meist statt als kostenintensive Querschnittsdiagnostik (kurzzeitige Diagnostik ohne Verlaufsbeobachtung) bei Erwartung seltener und gefährlicher Erkrankungen. Es ist angebracht an den durch Überweisungsprozesse selektierten Patienten in der Sekundär- oder Tertiärversorgung; es wird, als Musterbeispiel wissenschaftlicher Vollständigkeit, „korrekt" genannt und öfter gelehrt als praktiziert:

Viele Verfahren an Kliniken und Zentren erweisen sich bei genauerer Nachschau als ebenso problemgesteuert, system- und krankheitsabhängig wie das primärärztliche in der Allgemeinmedizin: In einer Untersuchung über diagnostische Ergebnisse einer Internen Klinik konnte der allgemeinärztliche Verfasser [29] einen problemangepaßt angemessenen Befundungsrahmen und eine aus der Praxis vertraute Problemorientierung der diagnostischen Aufarbeitung nachweisen.

Dem Modell des „großen Status" entsprechen die *Allgemeinen Routinen* in der allgemeinpraktischen Diagnostik weniger als erwartet: Auch bei ihnen geht die diagnostische Arbeit vom Symptom aus und das Ausmaß der Befundung erweitert sich am Leitfaden der ätiologischen Bedeutung der schon festgestellten Symptome. Auch die umfangreichste „allgemeine Routine" findet problembezogen statt. Sie ist kein vom Patienten abgelöstes Verfahren, das die Institution vorgibt. Beispiele allgemeiner Routinen können zahllos erbracht werden: Eine der umfangreichsten ist der Fieberstandard.

Am Modell des großen diagnostischen Prozesses formiert sich auch die Kritik der rein pragmatisch orientierten Schulen, die für beträchtliche Einschränkungen des erkenntnisorientierten Verfahrens argumentieren [30]: Die diagnostische Einsicht erscheint ihnen nur als Baustein oder Voraussetzung für weiteres ärztliches Handeln. Über das aktuelle Problem hinausgehende Forderungen an eine umfangreiche ärztliche Diagnostik sind nach dieser Kritik eher zur Erfüllung ärztlicher – rechtsmedizinischer – Selbstverteidigungswünsche entstanden. Sie dienen zum Teil der Absättigung unformulierter Ängste. Es wird nicht als berechtigt angesehen, dem Patienten die Last der Erfüllung systemimmanenter arztbezogener Wünsche aufzuhalsen. Unter dem Gesichtspunkt vom Wohl des Patienten seien daher auch nur reduzierte Forderungen an die Diagnostik zu stellen.

Ärztliche Zeit wird in zweifelsfreier Form erspart durch gut organisierte Aufgabenteilung [31]:

* Durch ökonomischen Einsatz der Einzelkonsultationen während des Krankheitsverlaufes (wie unten dargestellt).
* Mit richtig eingesetzten Hilfskräften für nicht-ärztliche Leistungen wie Schreibarbeit und:
* durch Erhebung der medizinischen Hilfsbefunde durch die Helfer des Arztes in der Praxis.
* Sowie durch Überweisungen an externe Entscheidungshelfer. Aus Gründen des Ansehens der Allgemeinpraxis wird kein betonter Export der Arbeit zu den Fachärzten erfolgen.

Der Arzt soll sich die verfügbare Zeit einteilen. Soll er kurze oder längere Einzelkonsultationen anstreben und kann er damit den Gesamtzeitaufwand über mehrere Konsultationen beeinflussen? Es läge nahe, dem Arzt durch allerkürzeste Einzelkonsultationen möglichst viel Zeit zu ersparen [32–35].

Die Autoren der Verdenstudie zogen andere Schlußfolgerungen:

* Kurze Patienten-Arzt-Kontakte machen eine Vielzahl von Kontakten erforderlich und führen zu sehr aufwendigen Gesamtbetreuungszeiten.
* Mittlerer Zeitaufwand bei dem einzelnen Arztkontakt führt zu einer entsprechenden (mittleren) Gesamtbetreuungszeit pro Patient.
* Längere Einzelkontaktzeiten scheinen die Gesamtbetreuungszeit eher zu verkürzen.

Wahrscheinlich ist ein gut ausgebildeter und motivierter Arzt ein stärkerer Faktor, um befriedigende Konsultationen zu erzielen als andere, äußere Einflüsse, wie Listengröße und Konsultationsdauer.

Ähnliche Aussagen sind aus der Schule Michael Balints bekannt, die die Verminderung des Leidensdruckes durch die (oft einzelne) längere Einzelkonsultation befürwortet. Schnelle Einsichten gelten aber als möglich und ihr zeitersparender Wert wird nicht geleugnet [36].

Wann darf eine ökonomische Diagnostik enden und was muß sie mindestens erreicht haben?

Ein *Ende der Suche* ist dann berechtigt, wenn

– keine Hinweise auf eine Gesundheitsstörung zu finden sind;
– oder ein bestimmendes Symptom gefunden wurde,
– oder eine ausreichende Anzahl von für eine Diagnose hinweisenden Symptomen gefunden wurde, die diese und nur diese Diagnose im Sinn des Formelgliedes (WS/D) nach Bayes stützen,
– und wenn keine Symptome vorliegen, die die Wahrscheinlichkeit einer anderen (weiteren) Diagnose nahelegen
– und wenn (insbesonders mangels einer Klassifizierung von Diagnosencharakter) keine Symptome gefunden wurden, die

prognostisches Risiko anzeigen, ohne die angenommene Diagnose zu stützen. Liegen andere Klassifizierungen nahe, so werden sie dann keine Verhaltensänderung bewirken, wenn ihr Risiko und ihre Therapie der angenommenen Klassifizierung entsprechen [18].

In diesen Ergebnissen zeigt sich nur eine geringe Erleichterung für das Dilemma der (kassenärztlichen) Allgemeinpraxis:
Energie und Zeit, die man einem Patienten und seinem Problem widmet, müssen anderswo eingespart werden.

Literatur

[1] Schwarz HR (1980) Zeit ist Liebe. Allgemeinmed Internat 2: 81–84
[2] Majhen J (1980) Was erwarten wir von einem Lehrbuch der Allgemeinmedizin? Allgemeinmed Internat 2: 93–94
[3] Abelin Th, Zand R (1982) Die Berner Untersuchung über die ambulante Ärztliche Versorung. Allgemeinmed Internat 2: 63–69
[4] Marsh GN (1976) Can We Learn from Each Other? Comparison of the Work of GPs in USA and UK. Allgemeinmed Intenat 3: 134–138
[5] Eberlein R (1974) Der Zeitbedarf in der ärztlichen Allgemeinpraxis. In: Brandlmeier P (Hrsg) Die Allgemeinpraxis. Springer, Berlin Heidelberg New York, S 18
[6] Tutsch GR (1968) Diagnostische Schritte unter kybernetischen Gesichtspunkten. Der Praktische Arzt (Köln) 5: 69
[7] Möhr RJ (1976) Das Spektrum allgemeinmedizinischer Leistungen. Kurzbericht über die Verdenstudie. Allgemeinmed Internat 4: 162–166
[8] Möhr RJ, Haehn KD (1977) Verdenstudie: Strukturanalyse allgemeinmedizinischer Praxen. Deutscher Ärzte-Verlag, Köln, S 141–149
[9] Tönies H, Rothe G (1981) Bestellsystem und Verweildauer in zwei Allgemeinpraxen. Österreichische Ärztezeitung 3: 157–160
[10] Stimson G, Webb B (1975) Going to See the Doctor; the Consultation Process in Primary Care. Routledge & Kegan Paul, London Boston, pp 60, 69
[11] Zitiert nach Kongreßdiskussionsbeitrag. SIMG, Klagenfurt, 1986
[12] Fry J (ed) (1980) Primary Care. Heinemann, London, p 224
[13] Hull FM (1983) The General Practitioner's Use of Time. Allgemeinmed Internat 1: 37–42
[14] *Loc. cit.* [5]
[15] Wiener Gebietskrankenkasse, Gesamtvertrag und Honorarordnung, Ausgabe 1986; § 10 Absatz 2
[16] Jork K (1982) Diagnostisches Vorgehen. In: Dreibholz J, Haehn K-D (Hrsg) Hausarzt und Patient: Lehrbuch der Allgemeinmedizin. Schlütersche, Hannover, S 191–196

[17] Elstein AS, Shulman LS, Sprafka SA (1979) Medical Problem Solving. Harvard University Press, Cambridge London
[18] Tönies H (1989) Das Risiko der diagnostischen Ökonomie. In: Internationale Allgemeinmedizin und Hochschule, Nr 217, S 1483, 1487
[19] Deutsch E (1990) (nach Groß, Jahn) bei der Bad Haller Fortbildungstagung „Schilddrüse und Allgemeinpraxis"
[20] Field MJ, Lohr KN (eds) (1990) Clinical Practice Guidelines. National Academy Press, Washington, DC, p 69
[21] McCormick JS (1978) Problem Differentiation. In: Taylor RB (ed) Family Medicine, Principles and Practice. Springer, Berlin Heidelberg New York, pp 368–371
[22] Rund DA (1978) Problem Solving. In: Taylor RB (ed) Family Medicine, Principles and Practice. Springer, Berlin Heidelberg New York, pp 372–381
[23] Donatelle EP (1978) In: Taylor RB (ed) Family Medicine, Principles and Practice. Springer, Berlin Heidelberg New York, pp 361–367
[24] Braun RN (1986) Lehrbuch der Allgemeinmedizin. Verlag Kirchheim, Mainz
[25] Taylor RB (1978) The Clinical Content of Family Medicine. In: Taylor RB (ed) Family Medicine, Principles and Practice. Springer, Berlin Heidelberg New York, pp 357–360
[26] Geyman JP (1980) Family Practice: Foundation of Changing Health Care. Appleton-Century-Croftis, New York, S 213
[27] *Op. cit.* [24] S 37
[28] Luban-Plozza B, Knaak L, Dickhaut HH (1985) Der Arzt als Arznei. Deutscher Ärzte-Verlag, Köln, S 18
[29] Tönies H (1985) Entlassungsbriefe aus einer Medizinischen Universitätsklinik. Wien Klin Wochenschr 13: 550–555
[30] Jefferys M, Sachs H (1983) Rethinking General Practice Dilemmas in Primary Medical Care. Tavistock, London New York, p 246
[31] Lüth P (1981) Vor der ersten Sprechstunde. Medical Tribune, Wiesbaden, S 63
[32] Hughes D (1983) Consultation Length and Outcome in Two Group General Practices. The Journal of the RCGP 33: 143–147
[33] Knight R (1987) The Importance of List Size and Consultation Length as Factors in General Practice. The Journal of the RCGP 37: 19–22
[34] Floyd CB (1975) An Experiment into Reorganization of Surgery Consultation Time in General Practice. Allgemeinmed Internat 3: 117
[35] Hull FM, Hull FS (1984) Time and the General Practitioner: The Patient's View. The Journal of the RCGP 34: 71–7528
[36] Balint M, Norell JS (1973) Six Minutes for the Patient. Tavistock, London, S 142–153

9. Die Natur der nächsten Frage: Sensitivität, Spezifität, Gestalt

Im Ablauf einer problemorientierten Diagnostik ist der augenblickliche Erkenntnisstand Regler der weiteren Fragen. Diese ergeben sich, nach den Wahrscheinlichkeiten der lokalen Fälleverteilung, aus der Frage nach dem nächsten wahrscheinlichen Symptom oder Befund. Das erwartete diagnostische Vollbild leitet die Fragen und diese werden gesteuert von den Häufigkeiten der darin erwarteten Symptome.

Eine Ausnahme von diesem Verfahren bilden Warnsymptome der Diagnostik: Zum Beispiel nicht nur die bekannt beunruhigenden Blutabgänge, auch minder dringliche Warnsymptome der Haut bei Melanomverdacht, auch anhaltende Heiserkeit, auch neurologische Ausfälle oder ungewöhnliche Kraftlosigkeit ohne faßbaren Grund; oder fortgesetzte Schwindelzustände ohne das für den Gehirntumor fast obligate zusätzliche Erbrechen, aber auch das *Ausbleiben der Symptome* der Enteritis bei ungeklärter abdomineller Übelkeit. Sie setzen fast alle Häufigkeitsregeln außer Kraft. Warnsymptome der Diagnostik führen zu bevorzugtem, Risiko abwehrendem Verhalten, auch wenn die Wahrscheinlichkeit gegen die Annahme des gefährlichen Verlaufs spricht. (Die meisten risikoreichen Gesundheitsstörungen sind seltener als die gutartigen.)

Die risikoabwehrende Strategie der Vermeidung eines *abwendbar gefährlichen Verlaufs* [1] hat in jedem Stadium der Diagnostik Vorrang vor der Untersuchung harmloser erscheinender Verläufe.

Bei Annahme mehrerer gefährlicher Verläufe wird meist der häufigere bevorzugt bearbeitet, ansonsten der gefährlicher erscheinende.

Welche Frage ist als nächste zu stellen? Elstein spricht von „High-Payoff-Questions" (besonders erfolgreichen Fragen) und meint damit jene Fragen an die Symptomatologie, die am wahrscheinlichsten Erfolg haben können.

Vom Gesichtspunkt der Entscheidungstheorie ist jede Frage an eine Information ein Test [2], auch wenn die verwendeten gedanklichen Trennungs- und Entscheidungsverfahren nicht den Charakter eines ausdrücklichen Testverfahrens (etwa als Labortest) haben.

Ein Testverfahren versucht, weitere beweisende oder widerlegende Argumente zur Erhärtung (oder Entkräftung) einer diagnostischen Hypothese zu erbringen. Die Auswahl der Testverfahren, wenn sie nur von entscheidungstheoretischen Grundsätzen gesteuert wird, sollte nach der Häufigkeit erwartbar erfolgreicher Fragestellungen erfolgen, die dieser Test bei dieser Frage bieten kann.

Dieser Informationsgehalt ist in den statistischen Grundsätzen der *Sensitivität* und der *Spezifität* eines Tests sowie des *prädikativen Wertes* eines positiven Tests formulierbar [3].

Unter *Sensitivität* eines Test verstehen wir die Häufigkeit, mit der ein positives Ergebnis wirklich Erkrankte richtig erkennen läßt. Die Sensitivität, formelhaft ausgedrückt, ist das Verhältnis testpositive Kranke gegen getestete *Kranke*.

Unter *Spezifität* eines Test verstehen wir die Sicherheit, mit der Nichtkranke durch ein negatives Ergebnis richtig erfaßt werden. Dies ist das Verhältnis testnegative Gesunde gegen getestete *Gesunde*.

Der *prädikative Wert* eines *positiven* Tests drückt aus, in welcher Wahrscheinlichkeit Personen mit positivem Testerfolg wirklich die Krankheit haben. Dies ist das Verhältnis testpositive *Kranke* gegen alle testpositiven *Personen*. Gleiches läßt sich als prädikativer Wert eines negativen Befundes darstellen. Die Aussagen werden in Prozent ausgedrückt.

Es versteht sich, daß die erfolgversprechende Frage (Test), die wir an eine diagnostische Ersthypothese stellen können, durch eine höhere Sensitivität ausgezeichnet ist als eine minder erfolgreiche Frage. Es ist bekannt, daß diagnostisch Geübte besonders schnell und leicht die erfolgversprechenden Fragen zu einem Patientenproblem oder Erstsymptom stellen. Dies kann als Folge ihrer alltäglichen Schulung in der aktuellen Fälleverteilung ihres

Arbeitsbereiches, einschließlich der häufigen Beziehungen zwischen Symptomen und Klassifizierungen (oder Symptomen und Symptomen) aufgefaßt werden. Diese Fähigkeit kann somit geübt werden; sie wächst vor allem durch Erfahrung.

Im Interesse guter Risikoabsicherung werden wir zum Ausschluß der konkurrierenden diagnostischen Hypothesen Fragen (Tests) mit hoher Spezifität verwenden. Dem von ihnen gestützten negativen Ergebnis eines Nicht-Symptoms oder Nicht-Befundes im Rahmen der Suche nach dem diagnostischen Vollbild können wir mit großer Wahrscheinlichkeit vertrauen.

Unsere Skepsis vor diagnostischen Ergebnissen werden wir nach Art des Prädikativen Wertes ausdrücken: Auch ein positiver Befund (Test), auch eine positive Befundserie, müssen nicht immer die in unserer Auffassung damit assoziierte Klassifizierung beweisen. Wir werden trotz beweisender Argumentation bei manchen, besonders unvollständigen, Symptomgruppen den Sprung zum Versuch einer Klassifizierung nicht ohne Skepsis tun.

Einfacher als durch Symptome, deren Häufigkeitsverbindungen eher in der Erfahrung als in der Forschung belegt ist, läßt sich der dargestellte Gedankengang durch Befunde darstellen, wie nun am Beispiel der Spezifität und Sensitivität einer kombinierten Agarplatte [4]:

Eine diagnostische Tauchplatte zur Harndiagnostik, die besonders in der Schwangerschaft eingesetzt werden soll, enthält zwei Kulturoberflächen: MacConkey Agar, der als Kultur für 95% aller pathogenen Harnwegskeime dienen kann; und CLED Agar, (cystin-lactose-electrolyt-deficient) der nur 5% der Keime erfaßt. Bei Vergleich mit der „Goldstandardmethode" der Harnkeimdiagnostik (Platinöse und Schafblutagar) beträgt die Spezifität beim pathogenen Keimausmaß von 100 000 pro Milliliter für MacConkey Agar 97%, das heißt, die Sicherheit, mit der Nichterkrankte Harnwegsinfizierte richtig bezeichnet werden, ist sehr hoch. Niedriger ist sie beim CLED Agar, der nur 33% Spezifität erreicht.

Die Sensitivität des MacConkey Agars ist 98%, das heißt, daß er von 100% getesteten Keimträgern 98% erfaßt. Der CLED Agar hat eine Sensitivität von 100%.

Eine Testplatte enthält beide Agarkulturen und deren kombinierte Spezifität ist mit 0,95 × 0,97 (für MacConkey) + 0,05 × 0,33 (für CLED) zu berechnen: Sie beträgt 0,938%.

Die kombinierte Sensitivität der beiden Testplatten für 100% der Keime beträgt 0,95 × 0,98 + 0,05 × 1,00 = 0,981.

Die Entscheidung, zu untersuchen, wird nicht allein von der Empfindsamkeit der möglichen Fragen bestimmt; die Wahrscheinlichkeit der Erkrankung in der befragten epidemiologischen Untergruppe ist ein weiterer Entscheidungsfaktor zugunsten der Suche:

Gehört die Patientin zu einer Bevölkerungsgruppe, Altersgruppe oder einem sonst definierten Personenkreis, die bevorzugt eine gesuchte Erkrankung tragen, so wird die Frage bei ihr bevorzugt gestellt werden. Diese These gilt wieder nur bis zur Auffindung stärker entscheidungstragender Information, also der obligaten (bestimmenden) Symptome.

Nach asymptomatischer Bakteriurie wird (im obigen Beispiel aus den USA)

* eher bei Schwangeren
* eher in sozial schlecht gestellten Bevölkerungsgruppen
* eher bei schon erfolgter Vorerkrankung gesucht werden. Leidet die Patientin schon an ungewohntem Harndrang, so werden wir gewiß untersuchen.

Weitere Beispiele sind bekannt: Nach dem Bronchuskarzinom suchen wir eher bei Rauchern, Asbestarbeitern oder sonst bronchial vorgeschädigten Personen, aber jedenfalls nach Anamnese von Blutabgängen und fortgesetztem und quälendem Husten. Nach einer Hepatitis wird bei Auslandsreisenden und sexuell promiskuösen Patienten eher gesucht. Finden wir einen Ikterus (als bestimmendes, obligates Symptom), so leitet nicht mehr die schwächere Annahme unsere Diagnostik.

Wir suchen in der Allgemeinpraxis nicht nach

* Erkrankungen, die nicht anders behandelt werden und keine andere Prognose haben als die schon festgestellten (Duodenitis bei bekanntem Ulcus Ventriculi; Neuromyalgien bei bekanntem Bandscheibenschaden; Sekundärarthrosen bei bekannter Polyarthritis; Sinusitis bei behandelter Pneumonie; Meckel-Divertikel vor geplanter Laparatomie zur Appendektomie; Lungenmetastasen bei bekannten Lebermetastasen).

* Erkrankungen, die bei diesem Patienten keine Behandlung brauchen (leichte Herzinsuffizienz bei gehbehindertem sitzendem Patienten; sporadische gastritische Beschwerden bei jungen Leuten; arterielle Hypotonie ohne Vertigo oder Cephalea; Haarausfall ohne Krankheitsempfinden bei familiärer Bereitschaft).
* Erkrankungen, die für diesen Patienten keinen Krankheitswert haben: Prostatahypertrophie bei Dauerkatheterträger mit Blasenhalssklerose; Gichtniere bei altem Diabetiker und behandelter Hyperurikämie; Erregersuche der Onychomykose bei kosmetisch Desinteressierten; Hohlkreuz bei behandelter Spondylarthrose; Knicksenkfuß ohne statische Beschwerden).

Die Entscheidung zum Einsatz einer Suchmethode kann also von ihr selbst, von ihren Fähigkeiten zu erfolgreichen Antworten, oder von Eigenschaften des untersuchten Patienten, der einer Gruppe mit erhöhter Erkrankungswahrscheinlichkeit angehört, gesteuert werden. Sie kann aber auch vom Wunsch nach Komplettierung eines Bildes im Sinn der Gestaltpsychologie ausgehen:

Gesamtheitliche diagnostische Einsichten

Zweifellos gibt es im ärztlichen Beruf auch Methoden blitzartiger Einsicht in ein Patientenproblem, die nicht durch Wahrscheinlichkeiten allein erklärbar sind: Die psychotherapeutische Schule der Balintmedizin gesteht dem Arzt plötzliche, vertiefte Einsichten in diagnostische Zusammenhänge unter der Bezeichnung „Flash" zu, die ihm vermehrten Aufwand ersparen [5, 6]. Eine kritische Wertung dieser „Einsichten des Geübten" kann diese wohl akzeptieren, unterwirft sie jedoch, wo immer vom Informationsstand her möglich, den selben Verifizierungsprozessen, die für andere diagnostische Ersthypothesen gelten. Der erste Eindruck oder die intuitiv vertiefte Einsicht des entsprechend geschulten und kritisch geübten ärztlichen Kollegen hat den Wert einer Interpretation, nicht aber den einer Diagnose. Interpretationen sind immer, ehe ihnen ein überhöhter Wahrheitswert zugeschrieben wird, einem Verifizierungsprozeß zuzuführen.

Noch radikaler ist Erkenntniskritik zu fordern, wenn die einzige Einsicht, die zu einem Problem gewonnen werden kann, nur auf dieser Ebene primärärztlicher Kunst zu erreichen ist: Unter Intuition „wird die denkunmittelbare Erkenntnis des Gegebenen im Sinn einer universellen inneren Erfahrungsmethode" verstanden [7]. Die Verwendung von primären Einsichten zur Erstellung von Ersthypothesen ist in vielen Bereichen der Medizin und Allgemeinmedizin ein Teil der Alltagsarbeit; gerade der Kollege, der gelernt hat, seine eigenen Intuitionen sorgfältig zu sichten und zu kritisieren, wird erkannt haben, daß sie als Hilfsmittel von großer Bedeutung, als einziges oder definitives Verfahren in Gefahr paranoider Überbewertung sind.

Aus dem Gesichtspunkt einer „Integralen Logik" [7] wurde dargestellt, daß nicht nur Wahrscheinlichkeitserwägungen sondern auch bildhafte Vorstellungen als Leitgedanken der diagnostischen Erkenntnissuche dienen können. Halbfertige Bilder sollen zu ganzen Bildern komplettiert werden. Das Suchbild der möglichen Diagnose dient, wie bei der Erstellung eines Mosaiks aus Einzelsteinen, als Plan für die weiteren Symptome, die (wahrscheinlich gemäß ihrer aktuellen Wahrscheinlichkeit) gesucht werden [8]. Als Leitvorstellung (oder Strategie) dient der Wunsch, ein durch die ersten Hypothesen wahrscheinlich gewordenes diagnostisches Bild vollständig zu machen.

Zahlenverhältnisse der statistisch gelenkten Entscheidungstheorie können selten zur Verifizierung oder Komplettierung solcher Suchbilder herangezogen werden [9]. Als Verifizierungsmethode wurde daher der gefühlsmäßige Aspekt des Vertrauens oder der „Stimmigkeit" genannt. Dem entspricht die folgende Formulierung [10]: „Wir haben Vertrauen zu einer Mehrheit von Symptomen (Befunden, Informationen), welche zueinander in einem sinnvollen Bedeutungszusanmmenhang stehen, der deklariert ist durch innere Kohärenz und Mangel äußerer Verbindungen zu anderen gestalthaften Bedeutungseinheiten."

Da die Erfassung gestaltmäßiger Zusammenhänge nicht von jedem in gleicher Weise zur Diagnostik eingesetzt wird, sind die Meinungen verschiedener Ärzte zur Bedeutung dieses Ordnungsfaktors diagnostischer Daten uneinheitlich. Die eigene Erfahrung in der Lehrpraxis hat dem Verfasser vermittelt, daß gestalthafte Zusammenhänge verschiedenen Menschen verschieden zugänglich sind, obwohl sie durch Schulung in der Balintgruppe verbessert oder kritisch durchleuchtet werden können [6]. Auch für die beschriebenen gestalthaften und gesamtheitlichen Wahrnehmungen, die dem meditativen Aspekt des Berufes zuzuzählen sind, gilt, daß sie Interpretationen sind und daher der Verifizierung bedürfen [11]. Die intuitive Annahme ist zu Recht Anlaß weiterer Handlungen, die der Verifizierung (oder der Widerlegung nach Popper) dienen.

Literatur

[1]   Braun RN (1986) Lehrbuch der Allgemeinmedizin. Verlag Kirchheim, Mainz, S 37
[2]   McWhinney IR (1989) A Textbook of Family Medicine. Oxford University Press, New York Oxford, p 137
[3]   Leidenberger FA (1992) Klinische Endokrinologie für Frauenärzte. Springer, Berlin Heidelberg New York, S 159–160
[4]   Wadland WA, Plante DA (1989) Screening for Asymptomatic Bacteriuria in Pregnancy. The Journal of Family Practice 29: 372–376
[5]   Balint M, Norell JS (1973) Six Minutes for the Patient. Tavistock, London, pp 27 ff
[6]   Trenkel A (1984) Das Ärztliche Gespräch bei Balint – Versuch einer Wesensbestimmung des therapeutischen Dialogs. In: Luban-Plozza B Dickhaut HH (Hrsg) Praxis der Balintgruppen. Springer, Berlin Heidelberg New York, S 21–30
[7]   Gabriel L (1965) Integrale Logik. Herder, Wien, S 112
[8]   *Op. cit.* [7] S 69
[9]   Grenander U (1978) Pattern analysis: lectures in pattern theory, Volume II (Applied Mathematical Sciences 18). Springer, Berlin Heidelberg New York
[10] Tönies H (1979) Das Vertrauen zum Befund. Der Praktische Arzt (Köln) 33: 4722–4725; formuliert nach analogen Stellen bei Gabriel *op. cit.* [7]
[11] Jaspers K (1959) Aus dem Ursprung denkende Metaphysiker. In: Die großen Philosophen. Piper, München, S 622

10. Die Kontaktfrequenz und der Entschluß, zum Arzt zu gehen

In diesem Kapitel werden die folgenden Themen behandelt:

1. Warum kommt der Patient?
2. Welche Bevölkerungsgruppen kommen eher als andere?
3. Welche Bevölkerungsgruppen kommen seltener als andere?
4. Was führt zur Selbstbehandlung?
5. Welche Arztfaktoren beeinflussen die Konsultationsfrequenz?
6. Gesundheit und Krankheit in der sogenannten gesunden Normalbevölkerung.
7. Die jährliche Konsultationsrate als Sammelbegriff.

Erlebt der Patient ein Symptom, so heißt das nicht, daß es dem Arzt oder einem anderen Helfer bald gezeigt wird. Jeder Arzt weiß Geschichten vom Brustkrebs, der erst beim EKG-Schreiben als Spätdiagnose entdeckt wurde, vom Patienten, der trotz Herzinfarkts von der Berghütte abgestiegen ist und keine Beschwerden erlebte, vom Rektumkarzinompatienten, dessen sprichwörtlich seltenes Konsultieren zur Spätdiagnose führt, vom Colitispatienten, dessen enge Arztbindung als Ausrede für das Nichthandeln bei unbewältigten Ängsten dienen muß [1], und vieles mehr.

Für die letzten beiden Patienten und deren Diagnosen gilt ein wissenschaftlich belegter Zusammenhang zwischen der Art, den Arzt aufzusuchen, und der Krankheitsdiagnose: Colitispatienten und Rektumcarcinompatienten nehmen den Arzt eben in dieser Weise in Anspruch.

Dem Konsultationsverhalten der Patienten wird in der ambulanten Medizin viel mehr Bedeutung zugeschrieben als in der Spitalsmedizin, weil

* wir seine Varianten täglich erleben und dazu beträchtliche Erfahrung sammeln [2];
* es der Erfahrung der Allgemeinärzte entspricht, daß Regelmäßigkeiten des Verhaltens zu spezifischen Persönlichkeiten, Erkrankungen oder Verläufen gehören können [3];
* wir nicht nur die organmedizinisch anerkannten Symptome, sondern auch das Verhalten der Patienten als ausreichend objektivierbar und daher als wissenschaftlich erforschbar ansehen;
* wir erfahrungsgemäß bei Einsicht in das zugrundeliegende Signalverhalten, das zur Familie und zur Umwelt sowie zu Ängsten der Patienten verweist, bessere ärztliche Hilfe bieten und wirksam helfen konnten [4, 49, 50].

Warum ein Mensch den Arzt aufsucht, und zu welcher Zeit im Ablauf der Erkrankung, ergibt sich aus dem in der Familie erlernten Umgang mit dem Symptom.

Im Umgang mit dem Symptom sind die folgenden Möglichkeiten denkbar:

* Ein nicht-ärztliches Hilfssystem wird – nebenbei oder mit der Absicht, den Weg zur konsequenten Hilfe zu finden – befragt: Dies gilt für die Nachbarschaftshilfe durch Ersthelfer mit professionellem Training oder bloßer Erfahrung sowie für die Konsultation bei nicht zugelassenen Heilberufen oder sonstigen Heilpraktikern. Diese Aufgabe erfüllt aber auch der Apotheker oder der Turnlehrer oder der Betriebssanitäter [5].
* Zu einem Symptom wird *keine Hilfe gesucht*, und es ist aus der Sicht medizinischer Erfahrung oder Forschung
  + gefährlich oder abklärungsbedürftig
  + ungefährlich oder sogar gleichgültig.
* Zu einem Symptom wird *Hilfe gesucht* und es ist
  + gefährlich oder abklärungsbedürftig
  + ungefährlich oder sogar gleichgültig.

Wie erkennbar, gibt es zwei Reaktionsweisen, die inadäquat sind:

* *Unversorgte Symptome mit Krankheitswert* [6] verursachen bei verspäteter Behandlung meist größeres Leiden und größere Kosten.
* Werden zu viele *Symptome ohne Krankheitswert* zum Arzt gebracht, so droht die Gefahr der nutzlosen Überfüllung der Praxis sowie des Verlustes von Geld oder Energie, die in effizienter Arbeit angelegt werden könnten.

Es soll hier nicht erörtert werden, daß jedem Hilferuf auf irgendeiner Ebene Sinn zugeschrieben werden kann: Diesem Thema hat sich Michael Balints Schule verschrieben [7]. Sinnlose Angst als Auslöser dringlicher Berufungen und Konsultationen ist oft das therapeutische Hauptthema, wenn es uns gelungen ist, die organische Bedeutungslosigkeit dramatisch erlebter Symptome zu erweisen.

Auch scheinbar grenzenlos mitleidiges Beantworten von Hilferufen hat ein rationales Ende, denn unbegrenztes Helfenwollen überschreitet die Möglichkeiten und den Auftrag des Medizinsystems und könnte als pathologisches Bedürfnis des Helfenden gedeutet werden. Er wird seine Chance zur Hilfe gleichwohl gerne nützen, wenn er dem akuten Angstzustand unmittelbar begegnet und der Leidensdruck den Patienten einsichtig und therapiebereit macht [8].

Männer suchen entschieden seltener Hilfe beim Arzt als Frauen. Balint [8] verdanken wir das Ergebnis, daß in einer Praxisgruppe mit 52% Listenpatienten Frauen und 48% Männern im Untersuchungszeitraum 60–70% Frauen konsultierten.

Die Erfahrung liefert die folgenden, von Experten, nicht immer durch Forschung [10], anerkannten Ursachen für die geringere Anzahl konsultierender Männer:

* Es gehört zum (irrigen) Selbstbild der Männer, keine Hilfe zu brauchen. Hilfe zu suchen, muß erlernt werden. Dazu müßte es als rollenkonform erlebt werden.
* Die Frauen sind mit den Kindern öfter beim Arzt, sie fassen dadurch Vertrauen zur medizinischen Betreuung.
* Die Berufstätigkeit vieler Männer erlaubt wenig Freizeit, die ungern beim Arzt verbracht wird.

* Ob Ärztinnen Männer als Patienten zum Arztbesuch veranlassen, ist Gegenstand von Spekulationen.
* Vielleicht wissen diese Männer von Übeln, die sie nicht aufgeben wollen und die ihnen den Arztbesuch vergällen: Rauchen, Übergewicht, Leistenbruch, Zahnschaden: bekannte Grundkrankheiten, die sie dem Arzt ungern wieder zeigen, weil sie sie nicht beheben wollen.

Offensichtlich ist die Anzahl der von den Patienten erlebten Gesundheitsstörungen die Grundlage jeden Arztbesuchs und damit der Konsultationsstatistik. Alte Patienten kommen aus diesem Grund öfter als die Bevölkerung im mittleren Lebensalter [11, 12]. Die altersabhängige Art und Anzahl der Erkrankungen in einer Bevölkerung nimmt starken Einfluß auf die Notwendigkeit von Konsultationen: Bei sehr jungen und sehr alten Patienten ist jedenfalls die Hausbesuchsfrequenz pro Jahr und Patient am höchsten [13].

Ebenso ergibt sich aus der chronischen Erkrankung die Notwendigkeit regelmäßiger Therapiekontrollen bei langzeitlich Erkrankten – dies wieder mit zunehmendem Alter häufiger. Gleichsinnig gilt es auch [14] als besonderes Vorsorgerisiko für geriatrische Patienten, wenn sie über ein Jahr lang nicht in der Praxis gesehen wurden.

Untersuchungen zum Krankheitsempfinden und zur Morbidität häufig und selten kommender Patienten haben Unterschiede in anderen Eigenschaften gefunden:

Patienten, die den Arzt besuchten, erlebten sich als weniger gesund, weniger von ihnen hatten eine Selbstbehandlung versucht, mehr berichteten über ernste persönliche Probleme, weniger berichteten über Hindernisse vor dem Besuch der Arztpraxis [15].

Die Unterschiede in der Anzahl aktueller Gesundheitsstörungen bei wenig und viel Konsultierenden waren gering; insbesonders die selbstbegrenzten Gesundheitsstörungen, die in der Allgemeinpraxis häufig zur Beurteilung kommen, traten in beiden Gruppen gleich häufig auf [16–18]. Eine Selbstbehandlung, wenn versucht, war in beiden Gruppen gleich wirksam gewesen [19]. Unterschiede zwischen Arztbesuchern und Nicht-Besuchern wurden in allen folgenden Punkten gefunden [20]:

* Zeit bis die Arztpraxis erreicht wurde;
* Zeit bis zum Gespräch mit dem Arzt;
* Kosten des Arztbesuches;
* Verlust von Arbeitslohn bei Arztbesuch;
* Schwierigkeiten, Haus und Kinder für den Arztbesuch zu verlassen;
* Mißbehagen beim Bestellsystem des Arztes;
* Ablehnung der Ordinationsgehilfin.

Nicht-Besucher erlebten signifikant mehr der genannten Probleme beim Arztbesuch.

Selten kommende Patienten hatten noch weitere Eigenschaften [21]: Sie waren eher verheiratet, sie übten eher einen selbständigen Beruf aus [22], sie konsultierten auch andere Berater oder informierte Nachbarn generell weniger [23]. Sie waren grundsätzlich weniger um ihre Gesundheit besorgt als häufig Kommende und kritischer gegenüber Ärzten. Sie zeigten ein geringeres Maß von Neurotisierbarkeit und sahen sich als gesünder an als die häufigeren Arztbesucher. Sie wollten den Arzt „nur mit ernsten Dingen belästigen", auch „konnten sie sich nicht leisten, krank zu sein" oder sie waren „zu beschäftigt, um zum Arzt zu gehen" [24].

Die Entscheidung, den Arzt nicht aufzusuchen, ist oft verbunden mit einer Methode der Selbstbehandlung. Erfüllt diese nicht die Erwartungen der Patienten, so kommt es zum Arztbesuch. Patienten, die anstelle einer Selbstbehandlung zum Arzt gingen, gaben die folgenden Ursachen an [25]:

* Weil die Beschwerde zu lange dauert   42%
* Wegen Verschlechterung   22%
* Wegen Wiederkehr eines Symptoms   18%
* Wegen Krankmeldung   18%

Ganz ähnliche Motivationsfaktoren veranlassen den Arzt, an eine weitere Instanz des Medizinsystems zu überweisen.

Als Ursachen, nicht zum Arzt zu gehen, wurden genannt [25]:

* Die Beschwerde ist nicht ernst genug   36%
* Ich will den Arzt nicht mit Kleinigkeiten belästigen 29%
* Die Krankheit ist immer gleich   17%

* Der Arztbesuch ist umständlich 10%
* Die Selbstbehandlung hilft ebenso 8%

Dies sind auch die üblichen Ursachen, eine Behandlung noch auf der Ebene der Allgemeinpraxis weiterzuführen und den Patienten nicht weiter zu überweisen.

Auch Familien als Gemeinschaft konsultieren häufiger oder seltener [26, 27]: In einer kanadischen Praxis wurden 47 von 405 Familien als häufige Arztbesucher definiert. Die weitere Beurteilung ergab bei ihnen die selbe Anzahl medizinischer Probleme wie in der Kontrollgruppe; doch fanden sich bei den häufig kommenden Familien signifikant mehr Verhaltensprobleme und zweimal so viele soziale und ökonomische Probleme. Vielleicht sind die genannten Faktoren Ausdruck, vielleicht sind sie Ursache des vermehrten subjektiven Krankheitsgefühls, das unaufgefordert häufig kommende Patienten darstellen. Der Entschluß, zum Arzt zu gehen, darf damit als eine Form des Klagens und nicht nur als eine rationale Handlung zum Zweck sachlicher Hilfe verstanden werden.

Eine weitere Untersuchung zum Umgang der Patienten mit dem Symptom bediente sich eines medizinischen Tagebuches, das 218 Frauen einen Monat lang führten. Sie zeichneten jede Änderung ihres leiblichen Befindens, die sie als abnorm erlebten, auf [28]. Insgesamt führte nur eines von 37 Symptomen zu einer Konsultation beim Hausarzt; dies jedoch mit verschiedener Häufigkeit für verschiedene Gesundheitsstörungen: Halsschmerzen führten in einem von 20 Fällen zur Konsultation, Kreuzschmerzen bei einem Fall von 50, Kopfschmerzen bei einem von 200.

In derselben Untersuchung fanden sich auch Zusammenhänge zur Umwelt der Konsultierenden: Eine Konsultation wurde häufiger gesucht, wenn die Haltung zu den Umwohnenden negativ war, wenn die Patientin kürzer als 3 Jahre in der Wohnumgebung lebte, oder wenn sie in London kürzer als 10 Jahre lebte. Persönliche Faktoren, die die Konsultationsbereitschaft beschleunigten, waren Mangel von Bildung nach Pflichtschulabschluß und durch Test belegte Angst.

Die Konsultation wird offensichtlich dann gesucht, wenn eine Toleranzgrenze im Erleben der Gesundheitsstörung erreicht wird [29, 30]: Diese Grenze muß nicht allein im Schmerz oder der Functio laesa liegen. Ist das persönliche Erleben durch Angst oder Depression überfordert, so wird schneller konsultiert. Dieses Verhalten zeigt sich besonders deutlich bei der unnütz dringlichen Hausbesuchsberufung. Diese Einsicht sollte veranlassen, bei scheinbar trivialen Besuchsgründen nach Angst und anderen persönlichen Motiven zu fahnden:

Als besonderes Interaktionsproblem zwischen Arzt und Patient gilt der sogenannte unnötige (oder unnötig dringliche) Hausbesuch, bei dem eine relevante somatische Berufungsursache trotz dramatisch vorgetragener Besuchswünsche nicht gefunden wird [31, 32]. Erst mit psychologischen Mitteln kann der Arzt eine verständliche Ursache der Berufung finden.

Die Erhebung durch Laien mitgeteilter Symptome oder Befunde am Telephon ist keine konstant sichere Methode der Diagnostik. Sie kann Fehlbeurteilungen der Dringlichkeit in alle Richtungen bringen [33]:

* weil die mitgeteilten diagnostischen Einzelhinweise nicht mit fachlicher Aufmerksamkeit und Kritik erhoben wurden;
* weil – für den Fachmann bedeutsame – ergänzende diagnostische Hinweise am Patienten von Laien nicht gesucht werden;
* weil die Angst die Deutung der Symptome durch Laien mehr verzerrt als bei Ärzten, die darunter auch leiden; und
* weil sachlich, ohne klinische Arbeit am Patienten, erhobene Symptome gedanklich zu mehr Klassifizierungen verbunden werden können, als während der Arbeit am Patienten geschieht.

Eine Klärung derart unsicherer Mitteilungen ist nur durch den Besuch selbst erreichbar. Entscheidungskrisen ergeben sich durch konkurrierende Dringlichkeiten. Erst der Besuch in Umwelt und Familie des Patienten ermöglicht vertiefte Einsichten.

Wird der Arzt in Form einer dringlichen Berufung bestellt, so wird er wissen, daß die subjektiv vom Patienten erlebte Dringlichkeit [34] seltener, als anfangs erwartet, der objektiven Dringlichkeit nach ärztlicher Beurteilung oder Verlaufsbeobachtung entspricht. Der Arzt wird den guten Willen, mit dem er dem Notruf folgt, bis zum Ende auch des unnötig dringlich bestellten Besuches bewahren. Nach der Untersuchung und einem aufmerksamen Gespräch ist meist auch der Unmut des unnötig dringlich bestellten Arztes geheilt und die Angst von Patient und Familie vermindert.

Wichtig ist es, bei ängstlich dramatisierten Rufgründen für Besuche den wirklich Bestellenden zu finden: Meist ist es nicht der angebotene Patient sondern der ängstlichste Angehörige im Familienverband. Diese(r) macht sich durch besonderes Klagen über den deklariert Erkrankten bemerkbar[35, 36].

Welchen Einfluß auf die Häufigkeit von Konsultationen in einer Praxis hat die Praxisorganisation und welchen Einfluß kann der Arzt nehmen [37]?

* Er kann das Bestellsystem offen oder defensiv (mit langen Verzögerungen vor dem Arzt) gestalten.
* Er kann nach Konsultation oder Hausbesuch reichlich oder sparsam wiederbestellen: Die Natur der Gesundheitsstörungen in der Primärversorgung lädt allerdings ein, Nachsorge zu betreiben, vor allem um Risiko zu vermeiden.
* Durch die Motivation des Patienten: Der Patient kann eine weitere Konsultation nicht anstreben, weil er sich gesund – oder durch die Führung der Konsultation demotiviert fühlt.
* Mittlere Zeitdauer sowie Informationsgehalt der Einzelkonsultation: In der Verdenstudie wurde gefunden, daß eine umgekehrte Beziehung zwischen der Zeitdauer der Einzelkonsultation und der Häufigkeit der Konsultationen pro Krankheitsereignis besteht [51]. Längere Konsultationen führen zur Verkürzung der Gesamtbetreuungsdauer.
* Das Ausmaß der nicht-ärztlichen Assistenz für zusätzliche Leistungen, die ohne den Arzt am Patienten ablaufen (delegierbare Leistungen), kann seine Belastung vermindern:

G. Marsh berichtet für seine Praxis in einer Großstadt in Mittelengland bei einer Listengröße von 3137 der Praxis zugeordneten Patienten für das Jahr 1972 6086 Konsultationen. Diese Anzahl von Kontakten stammt nicht von allen sondern von 58% der registrierten Patienten und ergibt für jeden Patienten, der in die Praxis kommt, eine Kontaktfrequenz von 3,3. Marsh betont selbst, diese Reduktion durch weitreichende Delegation an viele, im staatlichen Gesundheitdienst bezahlte, Hilfskräfte erreicht zu haben [38].

Für Wien wurde in Studien an einzelnen (angeblich repräsentativen) Praxen dieselbe Kontaktfrequenz – aber pro Quartal! erhoben. Kontakte, die der Patient mit dem Praxispersonal außerhalb der Konsultation hat, für administrative Erledigungen und einfache Folgerezepte, wurden in dieser Erhebung mitgezählt. Die Englische National Morbidity Study findet, näher bei Marsh, für direkte Arzt-Patienten-Kontakte in der Konsultation, bei einer Bevölkerung von 1000 möglichen Patienten (auf der Liste der Praxis) eine durchschnittliche jährliche Kontaktfrequenz von 4, mit Variationen, die in der untersuchten Großgruppe von 43 Allgemeinpraxen in ganz Großbritannien gering sind [39].

Die Variationsbreite der Konsultationsfrequenz belastet Forschungsergebnisse:

Eine Erhebung der natürlichen Morbidität der betreuten Bevölkerung einer Allgemeinpraxis durch wissenschaftliche Bearbeitung der epidemiologischen Daten kann nur so weit kommen, wie die Patienten zulassen: Kommt ein zu geringer Anteil, so wird die Gruppe konsultierender Patienten nicht einmal den Anschein der repräsentativen Nähe zur Gesamtbevölkerung bieten können. Auch Bemühungen, aus der Anzahl konsultierender Patienten auch nur auf die Anzahl der Praxispatienten überhaupt zu schließen, haben (unter dem Namen des Problems der Bezugsgöße, des „Denominator Problem") nur unbefriedigende Annäherungen erzielt [40].

Insbesonders die verschiedenen Konsultationsfrequenzen psychisch kompromittierter Patienten, die aus Angst besonders viel – oder besonders wenig – konsultieren, werfen Zweifel auf die Annahme, in der epidemiologischen Erforschung der Allgemeinpraxis ein wahrhaftes Bild der Gesamtmorbidität der betreuten Bevölkerung erreichen zu wollen[41]. Wir wollen hier den Arzt mit seinen verschiedenen Wahrnehmungs- und Klassifizierungsmöglichkeiten nicht mehr in Diskussion nehmen. Mit Gewißheit lassen sich diagnostische Ergebnisse aus Konsultationen nur wieder als Aussagen über die geleistete Arbeit in der Konsultation verwenden.

Um so mehr interessieren vom Standpunkt der Vorsorge und der Frage nach der wirklichen Betreuungsbedürftigkeit Untersuchungen, die den Gesundheitszustand einer sogenannten gesunden Normalbevölkerung durchleuchten.

Ansätze epidemiologischer Studien, die eine sogenannte gesunde Normalbevölkerung durchleuchten wollen, müssen zuerst kardinale Methodenprobleme bewältigen:

1. die Frage des Grenzbereiches zwischen einer phantasierten absoluten Gesundheit und einer echten Gesundheitsstörung: Statistiken präzise definierter Gesundheitsstörungen gehen am Leidensdruck vorbei, der schon im Klagen über ein Symptom ausgedrückt wird.
2. die Frage der Vollständigkeit der Befunde nach einer typisch primärärztlichen, nicht wesentlich maschinell unterstützten Konsultation: Problemorientiertes Arbeiten ergibt keine vollständigen Erkenntnisse sondern Absicherungen gegen Risiko.

So untersuchte Lorant in Wien eine gesunde Normalbevölkerung von 60jährigen und fahndete nach vorgegebenen Gruppen von Gesundheitsstörungen [42]. Er fand am häufigsten Symptome aus dem Bereich des Bewegungsapparates (63% seiner Patienten), 47% im Herzkreislaufsystem, 47% im Haut-Venen-Bereich, 45% im Atmungsbereich. Dennoch hatten die Patienten für diese Störungen keine Hilfe gesucht. Offenbar war der Leidensdruck der Gesundheitsstörung allein nicht ausreichend um zum Arztbesuch zu motivieren.

Die hier gefundenen Gesundheitsstörungen werden nicht als ernst genug erlebt, so daß sie dem Arzt nicht regelmäßig, sondern eher bei einer anderen Gelegenheit („As I am here Doctor", „Weil ich gerade da bin") erzählt werden. Sie werden vom Patienten nicht zur Beratungsursache gemacht. Hannay hat in diesem Zusammenhang vom Eisberg *unbehandelter* Symptome (Symptom-Iceberg) gesprochen [43]. Die Therapiebedürftigkeit ist das unterscheidende Kriterium, das in der Allgemeinpraxis zählt: Wie die genannten Patienten unterscheidet auch der Allgemeinarzt in der Abwägung von Gesundheitsstörungen zwischen (für diesen Patienten) behandlungsbedürftigen und nicht behandlungsbedürftigen Symptomen oder Erkrankungen.

Das Kriterium der Behandlungsbedürftigkeit wurde in einem Forschungsunternehmen an einer nordnorwegischen Praxis zur Unterscheidung verwendet [44]: In dieser neu übernommenen

Praxis hatten 37 Menschen, die über 50 Jahre waren, 5 Jahre lang keinen Arzt aufgesucht: Bei 31 der 37 schien eine Behandlung nötig. Über die Gesamtheit abnormer Befunde wurde angesichts einer übergroßen Datenmenge nicht entschieden. Die Unterscheidung nach – in der Konsultation – behandlungbedürftigen Erkrankungen und anderen erlaubte, die Grenzbereiche zwischen Gesund und Krank schnell zu bereinigen.

Die jährliche Kontaktfrequenz als Maßzahl ist in vielen Gesundheitssystemen leicht erhebbar und läßt zahlreiche Schlüsse zu:

* Auf den Willen des Arztes, Folgekonsultationen zu veranlassen [45].
* Auf die Morbidität der betreuten Bevölkerung.
* Auf den Willen der Bevölkerung, sich an die hausärztliche Betreuung zu wenden und keine anderen medizinischen Versorger zu bevorzugen.
* Auf die organisatorische Erfüllung der Aufgaben der Nachsorge und der Langzeitbetreuung in der hausärztlichen Primärversorgung durch den Allgemeinarzt und auf die dazu gehörige Praxisorganisation, die dies alles ermöglichen soll.
* Auf das Honorarsystem, das die maßvoll häufigere Betreuung fördern soll.

Strenge Kausalbeziehungen werden in diesem Feld noch gesucht, sodaß nur annähernde Aussagen oder auch nur – höchst wertvolle – Denkmodelle vorliegen [46].

Die jährliche Kontaktfrequenz als gesamtheitlicher Ausdruck vieler wirkender Einflüsse läßt keine gesicherten Schlußfolgerungen zu:

* auf die Größe der zur Praxis gehörigen Bevölkerungsgruppe;
* auf nur einen getrennten Einzelfaktor, der die Konsultationsbereitschaft dominant bestimmt;
* auf den wirklichen Bedarf: Es gibt angesichts der beträchtlichen Variabilität der Gestaltung allgemeinärztlicher Konsultationen keine endgültigen Normen, welche Anzahl von Konsultationen für die Krankheit des Patienten die beste Betreuung und für den Arzt die befriedigendste Arbeit bringt [47].

Literatur

[1] Freyberger H (1976) In: Jores A (Hrsg) Praktische Psychosomatik. Huber, Bern Stuttgart Wien, S 187
[2] Marinker M (1976) Studies of Contact Behaviour in a General Practice. J Roy Coll Gen Pract 14: 59
[3] Balint M, Norell JS (1973) Six Minutes for the Patient. Tavistock, London, pp 28 ff
[4] Browne K, Freeling P (1976) The Doctor-Patient-Relationship. Churchill, Livingstone Edinburgh, p 83
[5] Fry J (1973) Present State and Future Needs of General Practice. The Royal College of General Practitioners Reports from General Practice Nr 16, pp 3, 7–8
[6] Hart C (1975) Screening in General Practice. Churchill, Livingstone Edinburgh, p 19
[7] Clyne MB (1964) Der Anruf bei Nacht. Klett, Stuttgart
[8] Pendleton D, Hasler J (1983) Doctor-Patient-Communication. Academic Press, London New York Paris, p 169
[9] Balint M (1970) Treatment or Diagnosis. Tavistock, London, p 34
[10] Baker CD (1976) Non-Attenders in General Practice. J Roy Coll Gen Pract 26: 404–409
[11] Ford G, Taylor R (1985) The Elderly as Underconsulters: A Critical Reappraisal. J Roy Coll Gen Pract 35: 244–246
[12] Keith Thompson M (1979) The Elderly. In: Trends in General Practice. The Royal College of General Practitioners
[13] Cartwright A, Anderson R (1981) General Practice Revisited. A Second Study of Patients and Their Doctors. Tavistock, London, pp 41–43
[14] *Op. cit.* [6] S 144
[15] Anderson JAD, Buck C, Danaher K, Fry J (1977) Users and Non-Users of Care – Implications for Self Care. J Roy Coll Gen Pract 27: 155–159
[16] Franklin LM (1971) The Thick File Case. New Zealand Journal of Medicine 74: 253–255
[17] Kemp R (1963) The Familiar Face. The Lancet 1223–1226
[18] McCormick JS (1972) Familiar Faces – The Constant Attender. Proc Roy Soc Med 65: 507–509
[19] *Loc. cit.* [10]
[20] *Loc. cit.* [10]
[21] Hood JE, Farmer RDT (1974) A Comparative Study of Frequent and Infrequent Attenders at a General Practice. Int J Nurse Stud 11: 147–153
[22] *Loc. cit.* [10]
[23] *Loc. cit.* [10]
[24] Kessel N, Shepherd M (1965) The Health and Attitudes of People Who Seldom Consult a Doctor. Med Care 3: 6–10
[25] Williamson JD, Danaher K (1978) Self-care in Health. Croom Helm, London, p 81

[26] Shires DB, Hennen BK (1980) Family Medicine, A Guidebook for the Practitioners of the Art. Mc Graw-Hill, New York Toronto, p 23
[27] Huygen F (1978) Family Medicine. The Medical Life History of Families. Dekker and Van de Vegt, Nijmegen
[28] Morrell DC (1978) What Leads up to the Consultation? Allgem Intern 7: 160–162
[29] *Op. cit.* [26] S 35
[30] Tönies H (1988) Das Symptom „Schmerzen am Bewegungsapparat" und seine Beziehung zu depressiven Störungen (Roche-Preis 1984). Vortrag am Deutschen Kongreß für Psychosomatik, Innsbruck
[31] Clyne MB (1964) Der Anruf bei Nacht. Klett, Stuttgart
[32] Tönies H (1981) Der Hausbesuch des Allgemeinarztes. Hippokrates, Stuttgart
[33] Tönies H (1991) Hausbesuch und Diagnostik im Notdienst. Springer, Berlin Heidelberg New York
[34] Brandlmeier P (1974) Dringliche Hausbesuche, ausgelöst durch emotionelle Krisen. In: Hausärztliche Versorgung. Springer, Berlin Heidelberg New York, S 19–24
[35] Bailey AJM (1979) Home-Visiting: The Role Played by the Intermediary. J Roy Coll Gen Pract 29: 137–142
[36] *Op. cit.* [32] S 119
[37] Gross GF (1980) Praxis-Ideen-Buch für die Arztpraxis. ecomed, Landsberg/Lech (Boehringer Mannheim), S 21
[38] Marsh G, Kaim-Caudle P (1976) Team Care in General Practice. Croom Helm, London, p 55
[39] Royal College of General Practitioners (1979) Morbidity Statistics from General Practice, Second National Study. HMSO, London, pp 5–7
[40] De Loof J (1983) Practice Size. Allgemeinmedizin International 3: 127–128
[41] Jacob A (1966) Demand Attendance Pattern in an „Artificial Practice". J Roy Coll Gen Pract 11: 174–183
[42] Lorant P, Frassine I, et al (1981) Ergebnisse der Wiener Gesundheitsstudie. Institut für Stadtforschung
[43] Hannay DR (1979) The Symptom Iceberg. Routledge and Kegan Paul, London Boston
[44] Telje J (1974) Who Does not Go to the Doctor? Consultation Habits in a Rural District in Northern Norway. T Norske Laegeforen 94/26: 1596–1599
[45] Howie G (1979) In: Trends in General Practice. The Royal College of General Practitioners, p 24
[46] *Loc. cit.* [41]
[47] Krogh J (1983) Estimation of the Practice Population. Allgemeinmedizin International 3: 129–134
[48] Colling Aubrey (1967) The Sick Family. J Roy Coll Gen Pract 14: 181–186
[49] Buckmaster JF (1973) The Thick File Patient in England. New Zealand Journal of Medicine 77: 253–254

[50] McArdle Ch, Alexander WD, Murray Boyle C (1974) Frequent Attenders at a Health Centre. The Practitoner 213: 696–702
[51] Verdenstudie (1977) Strukturanalyse allgemeinmedizinischer Praxen. Deutscher Ärzteverlag, Köln

11. Kritik der diagnostischen Ergebnisse

Zu Ende des diagnostischen Prozesses ist jedenfalls eine Entscheidung zu treffen, wie mit dem Problem des Patienten in naher und (in der Hausarztpraxis) ferner Zukunft zu verfahren ist [1].

Die Maßnahmen und Verfahren, die nach diagnostischer Arbeit und daraus erfolgter Definition der Hauptprobleme in der eigenen Praxis gewählt wurden, sind in der folgenden Tabelle dargestellt. Sie können nur die eigene Entscheidungssituation des Verfassers verdeutlichen; Die Häufigkeitsverteilung der aufgezählten Maßnahmen ist gewiß nach dem Ort, der Arbeitsweise und den Umweltumständen einer Praxis verschieden, obwohl von der Fälleverteilung des Berufes überhaupt beeinflußt.

Maßnahmen zu Ende der Konsultation bei 1000 Konsultationen (nicht nur neue Probleme) *in der Allgemeinpraxis des Autors:* Auch mehrere Maßnahmen waren üblich.

Verschreiben	528
Beraten	413
Kurz beobachten (Wiederbestellen)	393
Beruhigen	185
Überweisung Spezialist, niedergelassen	66
Überweisung Röntgen	64
Überweisung Laborarzt	56
Abraten von Maßnahmen	32
Praxislabor	22
Überweisung Fachambulatorium	12
Lange Beobachten	7
Überweisung Spitalspflege	4

Alle Maßnahmen, die hier genannt sind, enthalten einen Anteil der Kritik und der Revisionsbereitschaft: Jede ermöglicht eine Kontrolle oder Nachsorge der getroffenen diagnostischen Beurteilung. Im Verfahren der Allgemeinpraxis allein ist also die Kontrolle der erstellten Beurteilung schon ermöglicht [2]. Will der Arzt über die methodisch vorgegebenen Kontrollen hinaus gehen, so kann er erkenntniskritische Methoden verwenden.

Getreu dem Grundsatz, daß der Gang der Diagnostik dem Gang der Erkenntnisfindung in den Wissenschaften überhaupt folgt, werden zur Kontrolle der Diagnostik erkenntniskritische Methoden aus der Wissenschaftstheorie verwendet. Die eine ist aus der *handlungsbezogenen Erkenntniskritik* Karl Poppers abzuleiten [3]. Die andere besteht in der *Definition des Informationsgehaltes* der diagnostischen Erkenntnis durch Unterscheidung von Symptom, Symptomgruppe, Bild einer Krankheit und Diagnose (im abgesicherten Sinn) [4]:

Als Diagnose ist im Sinn dieser Erkenntniskritik nur die „Zwingende Zuordnung eines Beschwerdebildes zu einem Krankheitsbegriff" [5] zulässig. *Bilder von Krankheiten* ähneln in dieser Erkenntniskritik der diagnostischen Einheit vom Rang der Diagnose, sind jedoch nicht vollständig und zweifellos bewiesen:

* *Nicht vollständig*: noch ist nicht bewiesen, daß die Lungenentzündung von einem Bronchuskarzinom stammt, von einem Hämophilus Influenzae, einer Farmer's Lung oder einem Mykoplasma: Es liegt das Bild einer Pneumonie vor.
* *Nicht außer Zweifel*: der vorliegende Oberbauchschmerz verweist auf eine Epigastralgie und Dyspepsie, die wir in Patientensprache Gastritis nennen; feststellen kann ich aber nur einige weitere Symptome, wie: Ablehnung von Speisen nach geringer Nahrungszufuhr und Unverträglichkeit saurer und säurelokkender Nahrung. Die Besserung auf Therapie ohne kurzfristigen Rückfall wird die beste diagnostische Antwort geben, ohne daß ich schon jetzt diagnostischen Aufwand an den Beweis einer Refluxösophagitis, eines therapieresistenten Ulcus oder (bei vorläufiger Risikoabsicherung) an ein Karzinom des Magens wenden muß. Beim gegenwärtigen Stand der Erkenntnis ist daher eine erste Therapie oder Maßnahme auf der Basis der vorliegenden gesicherten Symptome zulässig: Flüchtige Erkran-

kungsbilder, die nicht wiederkehren müssen, lassen sich durch diese Methode genau bezeichnen und können durch klare diagnostische Festlegung auf der Symptomebene eine rationale und überprüfbare symptombezogene oder symptomatische Therapie erfahren. Wie bekannt, wird ja auch die Prognostik und das darauf aufgebaute absichernde Handeln zur Vermeidung Abwendbar Gefährlicher Verläufe von bloßen Symptomen gelenkt [6].

Die Festlegung auf die wahrhaftig gefundene Information erspart mir das Überbewerten oder ausufernde Ausdeuten der gefundenen diagnostischen Erkenntnis. Der Handlungsauftrag aus der Information ist klar:

* Ich habe ein Symptom, mehrere Symptome, gefunden und ich will nicht zu voreiligen Schlußfolgerungen von Diagnosencharakter überspringen.
* Ich habe zwar eine erste diagnostische Einheit gefunden, die wie das lehrbuchmäßige Krankheitsbild aussieht, ich werde mich aber hüten, diese als gesichert einzustufen: Ich habe ja noch keinen vollen Beweis erbracht. Es sieht nur sehr einleuchtend so aus wie ... Daher nenne ich das Gefundene: Bild einer (Krankheit) – einer Pneumonie, einer Arthrose.

Der Zweck solcher Kritik ist also nicht bloße Nomenklaturübung, obwohl auch diese am Platz ist. (Sie schärft das vertiefte Bewußtsein für Krankheitseinheiten.) Wichtiger ist die Fähigkeit der Demarkierung des wirklich Gefundenen ohne überschießende Deutungen oder kritiklose Interpretationen [7]. Selbstkritik wird ergänzt durch Überlegungen, welche Wahrscheinlichkeit der gewonnenen Erkenntnis zukommt. Der Patient wird über das Erkannte, soweit sinnvoll, informiert und mit Rückmeldungen für ungewöhnliche Verläufe beauftragt.

Ein gleichartiges Ziel hat Karl Popper verfolgt, als er forderte, daß permanente Kritik das weiterführende Ziel nach Erstellung von wissenschaftlichen Theorien sein solle. Popper erklärt, daß die Integration von Theorien aus Einzelaussagen nie gänzlich gerechtfertigt werden könne. Die Induktion von allgemeineren Aussagen (Theorien, Diagnosen) aus Einzelbeobachtungen

(Wahrnehmungen, Symptomen) ist stets ein gewagter Schritt. Eine gleiche Problematik wie bei der Induktion von Theorien aus Wahrnehmungen ergibt sich bei der Zusammenfassung von Diagnosen aus Symptomen. Poppers Lösung des Induktionsproblems [8] setzt hinter die zugelassene, aber stets unsichere Induktion eine Methode der Kritik: Wird eine (diagnostische) Aussage erstellt, so soll der Urheber den künftigen Gang wissenschaftlicher Diskussion vorwegnehmen und seine eigene Aussage nach Möglichkeit zu widerlegen suchen.

Diese Methode der *Falsifikation* ist bei restlos aufgearbeiteten und erklärten Datenmengen nicht nötig: Sie ist nur dann anzuwenden, wenn die Theorie (diagnostische Aussage) eine Subklasse von Aussagen (Symptomen) nicht unter einen Hut gebracht hat [9]: Nicht integrierte Information (oder neu gefundene Information, die sich nicht integrieren läßt) ist Anlaß, die frühere Zusammenfassung der Erkenntnis zur früheren „Diagnose" zu revidieren – oft mit anderer Deutung. So soll auch die diagnostische Aussage möglichst „alle Phänomene retten" und alle Symptome ins Krankheitsbild integrieren, was selten gelingt – weil es von der Gesamtheit der Daten abhängt, ob alle erhobenen Informationen als Symptome zu werten sind: Flüchtige Mißempfindungen und leichte Gesundheitsstörungen sowie alltägliche Symptome (Schwindel, Übelkeit, Kopfschmerz) sind im wechselnden Zusammenhang verschieden deutbar und machen den Bodensatz der alltäglichen Verunsicherung aus.

Sind bei diagnostischen Ergebnissen nicht alle Symptome unter einen Hut gebracht worden, so soll der Arzt als Schüler Poppers einen Prozeß der Widerlegung in Gang bringen: Dieser soll von jenen Symptomen ausgehen, die nicht in die abschließende diagnostische Einheit integriert werden konnten:

Eine 27jährige Patientin sucht die Praxis wegen wiederholter Schwindelzustände auf, die sich in den letzen Wochen dramatisch verstärkt haben: Der Drehschwindel ist vorwiegend morgens, nach dem Aufstehen, deutlich merkbar. Die Mutter zweier Kinder wurde durch die letzte Geburt vor drei Monaten sehr gefordert: Nach Abklärung der Befunde der Halswirbelsäule und des Innenohrs wird mit ihr besprochen, daß ein Energietief von ihr in die genannten Symptome umgesetzt wird. Ein Eisenmangel wird als Auslöser angesehen und behandelt. Die blutdruckfestigende und antidepressive Therapie wird gut vertragen und die Patientin ist schon weitgehend symptomfrei – als der Ehemann die Scheidung einreicht: Die zahlreichen anderen Teilursachen des Schwindels werden vor der Problematik der Verunsicherung in der Ehe bedeutungslos.

Eine andere Sicht auf ein Patientenproblem kann, wie hier geschildert, auch die diagnostische Beurteilung wesentlich verändern: damit wird auch die Therapie verändert, die sich nicht nur auf die Information sondern auch auf die Deutung der Information stützt [10].

Die Deutung eines Patientenproblems geht vom Patienten aus. Sie erfolgt aber im Licht der kritischen Einsicht des Arztes, der im oben genannten Patientenbeispiel zuerst orthopädische, otologische, hämatologische, dann pharmakopsychiatrische und erst zum Schluß lebensbegleitende, also hausärztliche Deutungen des Problems eingebracht hat: jedes Mal ist das typisch mehrfach bedingte Symptom der Patientin neu und vertieft gesehen worden.

Kritik ist also nicht nur

* dem Erkenntniswert (Reliabilität, Validität) der gefundenen Symptome zu widmen, sondern auch
* der (meist durch Häufigkeitsbezüge gesteuerten) Integration zu verschiedenen Krankheitsbildern unter experimentellem Ausschluß und Einschluß eines Anteils der Information.
* Kritik ist auch an den Deutungsmodellen nötig, die auf verschiedenen fachlichen Ebenen die erhobenen Befunde in verschiedene (materielle oder psychologische oder existentielle) Menschenbilder einordnen.
* Sie gilt auch dem prognostischen Wert der erhobenen Symptome.
* Sie hat Bezug zum Patienten, der als Kontrollinstanz für Deutungsmodelle dient [11].

Die Kritik der gefundenen Symptome darf sich nicht nur auf deren *diagnostische* Integration zu neuer Erkenntnis beziehen. Die Suche nach dem Abwendbar Gefährlichen Verlauf ist die Anwendung der gleichen Kritik, diesmal zur Überprüfung ärztlicher *Maßnahmen*, und unter dem Aspekt *prognostischer* Bedeutung [12]:

Die Kritik einer *Klassifizierung* besteht in der Suche nach *diagnostisch* relevanten, bisher unintegrierten Symptomen. Die Suche nach *Abwendbar Gefährlichen Verläufen* besteht in der Suche nach *prognostisch* relevanten, bisher unintegrierten Hinweisen.

Der Begriff des Abwendbar Gefährlichen Verlaufs [13, 14] (AGV)

Finden wir bei unserer diagnostischen Arbeit, die sich am Häufigen orientiert, Hinweise auf eine andersartige, auf eine gefährliche, meist auch seltene Krankheitsentwicklung, so werden wir ein anderes Verfahren als zum Routinefall nötig haben; wir werden die gefährliche Verlaufsform der Gesundheitsstörung bedenken – um sie abzuwenden. Der Auftrag zur Suche nach dem im Symptomenbild denkbaren AGV ist ein handlungsleitender Grundsatz. Handlungsleitende Grundsätze heißen in der Handlungstheorie Strategien. Die Strategie des AGV setzt den Auftrag, gezielt, dort, wo im Rahmen der bekannten Symptome Risiko gefunden werden oder entstehen könnte, weiterzusuchen, wenn die Aufträge aus den gewohnten Häufigkeiten erledigt sind. An den AGV zu denken heißt, die eigene Strategie diagnostischer Arbeit auf ihre Sicherheit gegenüber dem überblickbaren Risiko kontrollieren.

Die Handlungsregeln für die häufige, selbstbegrenzende Gesundheitsstörung gelten nicht bei Annahme eines Abwendbar Gefährlichen Verlaufes. Die Wahrscheinlichkeit der gefährlichen Entwicklung veranlaßt uns zu mehr Aufwand, um Sicherheit zu gewinnen. Die mit *Abwenden* verlangte Verhaltensänderung des Arztes besteht

* in absichernder vermehrter *Diagnostik* oder
* in *Maßnahmen* zur Risikoabsicherung oder -vermeidung.

Verläufe (insbesonders gefährliche) können nur teilweise durch Diagnosen beschrieben werden; sie können auch im abwendbar gefährlichen Fall perakut, akut, subakut oder chronisch sein. Neben dem linearen Ablauf ist auch ein Zunehmen und erneutes Abnehmen einer Beschwerde denkbar. Abwenden muß der Arzt den Verlauf, der zu

* bleibenden Defektzuständen bis zum Tod,
* wesentlich längerem Krankheitsverlauf,
* größerem Therapieaufwand (besonders durch Spätbehandlung) und
* umfangreicheren Maßnahmen der Diagnostik und Pflege führt.

Um einen gefährlichen Verlauf anzunehmen und abzuwenden müssen wir ein prognostisch auf dessen Möglichkeit hinweisendes Symptom erleben: Prognostisches Risiko wird eher aus Symptomen oder Symptomgruppen erschlossen als aus Diagnosen; Symptome, die auf Risiko weisen, werden *Warnsymptome* genannt. Sie gehören selten zur Kategorie der diagnostisch bestimmenden Symptome: diese würden den diagnostischen Prozeß ohnehin beenden und dadurch ein klares Risiko definieren [16]. Ist das Problem, als Diagnose, definiert, so folgt ihm in der Medizin eine eindeutige Maßnahme oder Therapie. Ist das Problem auch diagnostisch nur in Form bloßer Symptome definiert und wir haben warnende prognostische Hinweise, so werden wir mit beträchtlichem Aufwand zur Absicherung schreiten. Die verbleibende diagnostische Unsicherheit löst auch Angst im Arzt aus, die er durch Handeln bewältigt [17].

Der Umgang mit dieser Strategie gelingt erst mit Einsicht in die Verläufe von Krankheiten: Das statische Bild, das im üblichen Lehrbuchtext von den Erkrankungen des Menschen entworfen wird, ist zuvor auf ein dynamisches zu erweitern, das die Entwicklung verschiedenster Gesundheitsstörungen aus dem Symptom darstellt, aber nicht in der Fälleverteilung der hospitalen Patienten, sondern in der Häufigkeitsverteilung für die Klientel der ersten ärztlichen Linie. Ein effizienter Umgang mit dem Begriff des AGV ist somit erst möglich, wenn dem Arzt zu der erlernten und erforschten Kenntnis der Krankheiten auch ein gefestigtes Erleben über deren gutartige und bösartige Verläufe, besonders aber zu deren systemgemäßen Häufigkeitsverteilungen, gelungen ist.

Literatur

[1] Pritchard P (1978) Manual of Primary Health Care. Oxford University Press, Oxford New York Toronto, p 68

[2] Temmermann GR (1977) The Need for Data; Problems and Actions in General Practice. Allgemeinmedizin International 4: 173–174
[3] Popper K (1963) Conjectures and Refutations. The Growth of Scientific Knowledge. Routledge & Kegan Paul, London, pp 312 ff
[4] Braun RN (1970) Lehrbuch der Ärztlichen Allgemeinpraxis
[5] *Op. cit.* [4] S 76
[6] Fries JF, Ehrlich GE (1981) Prognosis, Contemporary Outcomes of Disease. The Charles Press Publishers: Prentice-Hall, Bowie, Maryland, p 11
[7] Tönies H (1988) Zum Problem der Diagnostik bei RN Braun. Österreichische Ärztezeitung 33: 1011
[8] Popper K (1980) The Logic of Scientific Discovery (Logik der Forschung). Hutchinson, London Melbourne Sydney, pp 258 ff
[9] Stegmüller W (1973) Personelle und statistische Wahrscheinlichkeit, Band IV, Erster Halbband. Springer, Berlin Heidelberg New York, S 84
[10] Jefferys M, Sachs H (1983) Rethinking General Practice Dilemmas in Primary Medical Care. Tavistock, London, pp 258–259
[11] Sturm E (1978) Der Vorgang der Ärztlichen Hilfe. Allgemeinmedizin International 2: 69–72
[12] Tönies H (1979) Aspekte der Prognose beim Hausbesuch. Allgemeinmedizin International 3: 108–112
[13] *Op. cit.* [4[S 20
[14] Stegmüller W (1973) Anmerkungen über den Begriff der Falsifikation. In: Theorie und Erfahrung, Zweiter Halbband: Theoriestrukturen und Theoriedynamik (Wissenschaftstheorie Band II). Springer, Berlin Heidelberg New York, S 264
[15] Elstein AS, Shulman LS, Sprafka SA (1979) Medical Problem Solving. Harvard University Press, Cambridge London, S 289
[16] Russell B (1974) The Philosophy of Logical Analysis. In: History of Western Philosophy, 7th edn. George Allen and Unwin, Oxford, p 788
[17] Grünberger B (1988) Gedanken zum frühen Über-Ich. In: Narziß und Anubis, die Psychoanalyse jenseits der Triebtheorie. Verlag Internationale Psychoanalyse, Müchen Wien, S 85

12. Verlaufsbeobachtung als diagnostische Hilfe

Nach der ersten Beurteilung der Erkrankung, die der Allgemeinarzt durchführt, hat er vor allem zwei Maßnahmen für ungelöste diagnostische Probleme:

* die Wiederbestellung – als geplante Verlaufsbeobachtung und
* die Überweisung – als Abgabe der Verantwortung an einen Bereich anderer Methodik oder Betreuung des Patienten [1].

Diese werden besser angewendet, wenn wir ätiologische Kenntnisse über den Verlauf von Gesundheitsstörungen (oder Symptomen) in der Zeit – und Erfahrung über die Funktion des lokalen Medizinsystems haben. Die Information des Patienten trägt wesentlich zum Gelingen dieser Maßnahmen bei. Die Überweisung verteuert die Bemühung um den Patienten, die Wiederbestellung kostet, richtig angewandt, nur ätiologische Kenntnis und Mut [2].

Verlaufsbeobachtung kann von verschiedenen diagnostischen Erkenntnispositionen ausgehen [3]:

1. Eine *Erkrankung* wurde festgestellt, das Ausmaß der festgestellten Sicherheit reicht für eine Therapie. Die Verlaufsbeobachtung wird als Beweisführung dienen, daß die Klassifizierung richtig war: das naturwissenschaftliche Experiment von Erkenntnis und darauf aufgebautem Handeln rundet sich während der Verlaufsbeobachtung: der Erfolg der Therapie beweist die Richtigkeit der diagnostischen Erkenntnis.

Ein kritischer Einwand gegen den Beweis der Diagnose aus der Therapie lautet, daß viele der Erkrankungen an der ersten ärztlichen Linie selbstbegrenzende Erkrankungen sind: deren Verlauf ist häufig auch ohne Therapie günstig [4]. Das Gesundwerden ist daher kein absolutes Kriterium der kausalen Wirksamkeit einer Therapie; meist darf es, bei aller nötigen Skepsis, als vorwiegend durch die Therapie verursacht angesehen werden.

Daß die Verlaufsbeobachtung auch der Kontrolle der Wirkungen jeglicher Therapie von kurzer oder langer Dauer dienen soll, wird hier nur erwähnt.

2. Es wurden zwar *Symptome*, aber *keine Erkrankung* im Sinne einer höheren Krankheitseinheit der Diagnostik gefunden. Die Therapie und die anderen Maßnahmen sind daher nicht kausal sondern symptombezogen oder symptomatisch. Zusätzlich kann auf Grund der prognostischen Unsicherheit bloßer Symptome der Patient (oder seine Angehörigen) über absehbare Entwicklungen aus dem festgestellten Zustand *informiert* werden: Beim frühen Fieber ohne sonstigen Befund wird mitgeteilt, daß kindliche Exanthemkrankheiten oder klassische Fieberkrankheiten wie Pneumonien aus dem gegenwärtigen Zustand hervorgehen können; beim vermutlich abgelaufenen und ohne Nekrose vergangenen Angina-Pectoris-Anfall werden sofort die Gefahren der Crescendo Angina mitbesprochen.

Es erfolgt eine *Teilung der Verantwortung* [5], weil der Arzt die Patienten zur Verlaufsbeobachtung veranlaßt und sie, wie in der ambulanten Medizin üblich, nach sorgfältiger aber möglichst wenig angsterregender Information in die Betreuung einbezieht. Die vorläufig verschriebene Therapie ist, wie in den folgenden Beispielen, am Risiko orientiert und mehrdeutig, weil sie keine fundierte diagnostische Begründung haben kann:

* Eine symptomatische Fiebersenkung mag angezeigt sein – Ein Antibiotikum sollte stets an eine Diagnose oder eine bestimmte vorsorgemedizinische Indikation (Bronchiektasien) gebunden werden.
* Die Anamnese gilt als wertvolles Hilfsmittel in der Erstbeurteilung von Herzschmerzen – Die Verschreibung eines akut wirksamen Nitroglycerin-Präparates ermöglicht dem Patienten noch vor der Ergometrie einen therapeutischen Test: die schnelle oder allmähliche Erleichterung der Schmerzen nach Nitroglycerinanwendung sagt über die Art der Erkrankung oft mehr aus als die Anamnese.

Jede dieser vorläufigen Therapieformen ist nur unter den Bedingungen des Als-Ob [6] veranlaßt: „Wenn Sie Fieber haben, nehmen sie ein Aspirin;" „Wenn Sie anfallweise Schmerzen in der Herzgegend haben, nehmen Sie den Nitroglyzerinspray und beobachten Sie, wie schnell er wirkt."

Die Therapie beruht unter diesen Umständen auf einer Hypothese, oder sie ist eine Vorsichtsmaßnahme aus Berücksichtigung eines Abwendbar Gefährlichen Verlaufs: Eine Diagnose gibt es nicht und die Erkrankung, obwohl vielleicht medizinisch bedeutsam, äußert sich nicht mit konstanten Symptomen; der Unsicherheit der Information, die der Arzt erreichen konnte, entspricht die Indikation zu einer nur probeweisen, abwägenden Therapie [7].

Der Unsicherheit haftet aber auch die Möglichkeit gefährlicher Entwicklungen an, weshalb der Patient wiederbestellt wird. Dies erfolgt für einen umso kürzeren Zeitabstand, je riskanter die mögliche Entwicklung sein könnte: Bei Möglichkeit eines kurzfristigen Abwendbar Gefährlichen Verlaufs wurden Patienten in einer Studie aus Österreich noch für den selben Tag wiederbestellt. Intervalle bis zu Monatslänge gab es dagegen für die Routinekontrollen, zum Beispiel der längerfristig etablierten Therapie des unkomplizierten arteriellen Hochdrucks [8].

3. Der Arzt kann bei bestem Wollen *keine Erkrankung und keine Symptome* finden. Er hat daher auch keine Ursache für eine auch nur symptomatische Therapie. Er kann versuchen, psychische oder soziale Störungen, Ängste und Umweltfaktoren als Ursache der Konsultation anzunehmen. Gelingt deren Klärung bei der Erstkonsultation nicht, so teilt er dem Patienten mit, daß er (sie) jederzeit wiederkommen soll, wenn das Symptom wiedererscheint. Er nimmt seinen Patienten bei aller nötigen Skepsis ernst. Es erfolgt eine – nun schon sehr hypothetische – Information über mögliche Warnsymptome und: eine Wiederbestellung – ohne Therapie – für alle unklaren oder ungebesserten Entwicklungsmöglichkeiten der Erkrankung.

Die Maßnahme des Wiederbestellens ohne weitere Diagnostik heißt (bei Braun) „Abwartendes Offenlassen". Diese Form der Verlaufsbeobachtung ist nach Köhler, Grethe et al. zulässig, wenn die folgenden Bedingungen im Bereich diagnostischer Hinweise und absichernder Maßnahmen gegeben sind [9]:

Diagnostische Hinweise:

- Anamnese ohne richtungsweisendes Ergebnis;
- Untersuchung ohne richtungsweisendes Ergebnis;
- leichter Krankheitszustand;
- kein Hinweis auf gefährlichen Verlauf.

Maßnahmen:

- Sicherung kurzfristiger, eventuell täglicher, ärztlicher Kontrollen;
- zuverlässige Kontrolle des Zustandes des Patienten als Selbstkontrolle oder durch die häusliche Pflegegruppe;
- Erreichbarkeit des Arztes bei Verschlechterung des Krankheitszustandes;
- Einverständnis des Patienten und seiner Angehörigen.

Wie dargestellt, ist die Entscheidung zur Wiederbestellung bei ungeklärter Diagnose eine Entscheidung unter Risiko. Sie kann durch die Fälleverteilung der Erkrankungen an der ersten ärztlichen Linie gerechtfertigt werden und gilt unter den genannten Handlungsgrundlagen als ausreichende Absicherung.

Literatur

[1] Mc Whinney Ian R (1981) An Introduction to Family Medicine. Oxford University Press, New York Oxford, pp 173–176
[2] Ganiats TG Schneiderman LJ (1988) Principles of Cost-Effectiveness. Research J Fam Pract 27: 77–84
[3] Pierce Ch S (1955) Philosophical Writings of Pierce. Dover, New York, p 306
[4] Keseberg A (1987) Fehldiagnosen durch falsche Beurteilung des Therapieeffektes. In: Schrömbgens HH (Hrsg) Die Fehldiagnose in der Praxis. Hippokrates, Stuttgart, S 98
[5] Braun R N (1970) Lehrbuch der Ärztlichen Allgemeinpraxis. Urban und Schwarzenberg, München Berlin Wien, S 265
[6] Reininger R (1931) Metaphysik der Wirklichkeit, S 134. Zitiert bei Popper K (1972) The Logic of Scientific Discovery. Hutchinson, London Melbourne, p 95
[7] Lübbe H (1971) Theorie und Entscheidung, Studien zum Primat der praktischen Vernunft (Rombach Hochschul Paperback). Rombach Freiburg, S 20–22

[8] Tönies H (1984) Wiederbestellung und Überweisung. Allgemeinmed. Internat 3: 4–7
[9] Grethe H, Große G, Junghanns G, Köhler Ch (1984) Leitfaden der Allgemeinmedizin. Volk und Gesundheit, Berlin, S 42

13. Eine Handlungstheorie für die Allgemeinpraxis

Die Erkenntnisse des Arztes gelten für nichts, wenn er nicht am Patienten und für den Patienten handelt; so ist es schon in der

* Diagnostik, die als Handeln zum Zweck diagnostischer Erkenntnis aufzufassen ist.

Ihr erstes Ziel ist die Diagnose oder eine andere erkenntnisbezogene Festlegung, die gewöhnlich als Klassifizierung bezeichnet wird. Das wahre Ziel ärztlicher Diagnostik ist aber stets eine (therapeutische) Handlung gewesen, der auch die (diagnostische) Erkenntnis nur dienen soll. Auch die erkenntnisbezogenen einzelnen Untersuchungsschritte erfolgen unter Erwägung ärztlicher Handlungen oder Unterlassungen. Entscheidungen sind erforderlich, um diese Handlungen zu steuern.

* Dies gilt nicht weniger in der Therapie: Eine Pharmakotherapie erfordert viele Entscheidungen, die berufsgemäß und dem Patienten angepaßt erfolgen sollen. Behandeln kommt zudem immer noch von Hand-Anlegen: Der Arzt, der am Patienten handelt, hilft ihm unmittelbar.

Handeln wird definiert als „die Transformation einer Situation in eine andere" [1] (wenn das Handeln nicht gerade auf Bewahren gerichtet ist). Diese einfache und umfassende Definition ist auch auf diagnostische, therapeutische und andere Verfahren in der Allgemeinpraxis anwendbar: Als Anfangssituation im Sinn der Definition ist der augenblickliche Erkenntnisstand anzusehen, als künftige („andere") Situation

* die Herstellung der nötigen *handlungsleitenden Erkenntnisse* oder
* die Planung der nötigen *therapeutischen Handlungen* oder
* die Planung der sonstigen *Maßnahmen,* die die Entlassung des Patienten aus der Konsultation wohin auch immer erlauben.

Neben der genannten zentralen Definition gibt es eine Unzahl von Handlungsbeschreibungen und Handlungserklärungen, die erst die ganze Verwandtschaft der philosophischen Handlungstheorie mit der Theorie der Allgemeinpraxis aufzeigen:

1. *Handeln* ist eine zukunftsorientierte Aktivität auf der Basis oft ungenügender Information [2]. Wegen der Unsicherheit der bloßen Information werden für richtiges Handeln weitere Entscheidungsgrundlagen benötigt:

Wir unterscheiden den *Handlungsanlaß,* zum Beispiel die Erkrankung des Patienten an Durchfällen, *die handlungsleitende Information,* die aus der Diagnostik gewonnen wird, sich aber nicht auf diagnostische Aussagen allein beschränkt, und das *Handlungsziel*: die Freiheit des Patienten von Durchfällen und gefährlichen Erkrankungen.

Handeln ist zweckgerichtetes Tun in der Welt [3, 4]. Es unterscheidet sich damit von Erleben und Erkennen aber auch vom bloßen Herstellen. Weil sich das Handeln auf unvollkommene Erkenntnis stützen muß (einige Entscheidungsgrundlagen werden sich erst in der Zukunft ergeben, so beim Verlauf einer Krankheit) muß es zweck- (ziel-) gerichtet erfolgen und wird nicht allein von den schon *sicher* bekannten Umständen ausgelöst. Die Entscheidungsgrundlagen, die unser Handeln leiten, werden erst während dieser Tätigkeit oder in ihren Folgen bewußt [5] und sind anfangs nur als Wahrscheinlichkeiten erfaßbar [6].

Handeln erfolgt aus dem Alltag, im Rahmen der historischen Dimension menschlichen Erlebens: diese enthält Absichten, Zwecke, Ziele, Eingreifen und Umgestalten der Welt durch viele interagierende Individuen, durch individuelle und soziale (familiäre) Entscheidungsfaktoren, die nicht immer restlos erkannt werden können [7].

2. Konkretes *Handeln* setzt – oft – unwiderrufliche Folgen. Kein Handelnder kann Geschehenes ungeschehen machen [8]. Eine konkrete (nicht nur gedachte) Handlung läßt sich im strengsten

Sinn auch niemals wiederholen oder korrigieren. Man kann nur durch weiteres Handeln Folgezustände aufarbeiten.

3. *Handeln* erfolgt, bevor dessen vollständige Folgen erkennbar sind. Es wird in der Medizin und Wirtschaft durch Wahrscheinlichkeits- und Risikoerwägungen aus der Prognostik geleitet [9]. Die Aufmerksamkeit des Handelnden bezieht sich meist auf die unsicheren Handlungssituationen und spart die sicheren aus [10]. Prognostische Informationen oder Urteile dienen der Steuerung der Maßnahmen und Verfahren während und nach der Diagnostik. Prognostik und Diagnostik unterstützen oder leiten die Verlaufsbeobachtung, die Information des Patienten und die Therapie.

Sie leiten auch die für die Allgemeinpraxis spezifischen Maßnahmen wie Überweisung, Wiederbestellung oder Langzeitbeobachtung, die neben oder anstatt der Therapie aus der diagnostischen Erkenntnis abgeleitet werden. Verhaltensweisen des Patienten zur Absicherung für möglichst jeden wahrscheinlichen Verlauf müssen festgelegt werden, Rückrufe und Kontrollen werden vereinbart. Damit rechtfertigt sich ein Satz von Pierce: What a thing means is simply what habits it involves – Die Bedeutung einer Sache ergibt sich aus den Handlungen, die ihr entsprechen [11].

4. *Handeln* erfordert eine *Rangordnung der Ziele* [12, 13]:

Für die Formulierung eines Zielsystems sind die Arten der erzielbaren Zustandsveränderungen zu überlegen [14]:

* *positive Wirkungen*: Mehr Information; eine wirkungsvolle Therapie, eine Verlaufsbeobachtung unter Schonung des Patienten: diese sind ebenso zu bedenken wie erwartbare
* *negative Wirkungen*: Zeitverlust und Hebung des Angstniveaus bei verlängerter Diagnostik; Nebenwirkungen des wirkungsvolleren Medikamentes; Zeitversäumnis bei eventuellen gefährlichen Erkrankungen; und
* *neutrale Wirkungen*: Bei vermehrter Diagnostik wird keine neue Erkrankung gefunden; das verschriebene Medikament wird nicht genommen; die Verlaufsbeobachtung führt zu keiner neuen Erkenntnis, obwohl die Erkrankung anhält.

Entscheidung wird die Wahl zwischen Handlungsmöglichkeiten genannt [15]. Als *Verfahren* bezeichnen wir eine Abfolge von

Handlungsschritten, die auch *Maßnahmen* heißen, als *Strategie* die Lenkungsmethode von Handlungsschritten und Verfahren [16].

Neben dem Sachbezug (Was wird gehandelt und warum?) ist auch der Situationsbezug der Handlungen zu bedenken: Wann wird gehandelt [17]? Die rechtzeitig eingesetzte Überweisung fördert das Vertrauen des Patienten, die verfrühte zeigt Unsicherheit des Arztes an – und die verspätete kann Rechtsfolgen haben.

5. *Handeln* kann auf gesicherten Verfahrensbegründungen ruhen:

* diese sind technische oder statistische Regeln [18] – oder auf Gewohnheit, Weisheit und Gefühl, also auf Wertsetzung, meist auf beiden in situativ einzigartiger Mischung.
* Als Grundlage des Handelns können wir entsprechend eine sachliche (fachwissenschaftliche, rationale) – oder eine emotionelle (subjektive, individuelle, interaktionelle) Entscheidungsbasis wählen.
* Die genannte Wechselseitigkeit zeigt sich darin, daß wir im diagnostischen Prozeß zuerst Klassifizierungen setzen – und dazu Deutungen des Erkannten nach gestalthaften, emotionellen Kriterien suchen.

Je mehr sachliche Grundlagen unser Handeln hat, desto besser organisierbar und mitteilbar (verteidigbar) werden unsere Entscheidungen sein.

Sachliche Entscheidungsgrundlagen sind objektive (aus der Krankheitslehre oder dem Einzelbefund) oder normative Aussagen (Verfahrensregeln, kommunikative oder ethische Regeln).

Emotionelle Entscheidungsgrundlagen sind persönliche Haltungen der Betroffenen, zu denen der Allgemeinarzt als persönlich beteiligter Arzt auch zu zählen ist.

Sachliche Entscheidungsgrundlagen werden auf der Basis medizinischer Wissenschaft geklärt.

Emotionelle Entscheidungsgrundlagen werden im ärztlichen Gespräch geklärt [20].

Verbleibende Unsicherheit erfordert neuerlich absicherndes Handeln unter Abwägen beider Entscheidungsgrundlagen: Unsicherheit wird nach den ersten (sachlich-) diagnostischen Maßnahmen durch Information von Angehörigen und Patienten, durch

Zusicherung der Erreichbarkeit des Arztes und durch Organisation enger Kontrollen vermindert oder abgesichert.

Handeln (siehe 2.) erfolgt im zeitlichen Ablauf in der Welt. Wir benötigen daher kurzfristige – und oft nur bis zur nächsten Information wertvolle – augenblickliche Beurteilungen zur Steuerung des Verfahrens [21]. Diese sind besonders bei den in der Allgemeinpraxis üblichen diagnostisch unklaren Situationen als Orientierungshilfen zum nächsten Untersuchungsschritt üblich:

Das augenblicks gefundene Symptom veranlaßt, nach den nächst wahrscheinlichen Symptomen zu suchen, oder diese auszuschließen. Dieses eng an die aktuell vorliegende Information angepaßte Vorgehen entspricht dem Praxisbegriff der Philosophie:

Praxis heißt eine Abwicklung von Handlungsschritten in situativ oder individuell angepaßter Abfolge. Die Situation und die persönliche Interaktion steuern die Reihenfolge der Einzelhandlungen mehr als bei einer *Technik* [22]:

Während eine Operationstechnik grundsätzlich festgelegt ist und Abweichungen als Abnormität angesehen werden, erfolgt ein praktischer Ablauf durch zahlreiche, im einzelnen bekannte Handlungsschritte, deren Ablauf gesteuert wird vom

* aktuellen Informationsstand und der
* Interaktion mit dem Patienten; von dessen – und seiner Familie – Wünschen und Ängsten, von seiner Abwehr und seiner persönlichen Vorgeschichte [23].

Gründe für individuelle Gestaltungen der diagnostischen, therapeutischen und interaktionellen Abläufe liegen in

* persönlichen Vorlieben und Abneigungen von Patient und Arzt, meist durch Vorerfahrungen oder besondere Befähigung und Ausbildung des Arztes oder in
* persönlicher Akzeptanz oder Ablehnung medizinischer Methoden durch den Arzt;

Sie können begründet sein in:

* beider persönlichen Ängsten und Schuldgefühlen, und in
* Krankheiten, die der Arzt und seine Familie bestanden haben,

* in ihrer Erfahrung mit den lokalen Varianten des Medizinsystems; vielleicht auch in
* unterschiedlicher Informiertheit, und ungenügendem Fortbildungsstand des Arztes;

Handeln in der Konsultation geschieht also am Patienten und zum Zweck der Veränderung unseres Erkenntnisstandes. Bei aufmerksamem Vorgehen kann jeder weitere diagnostische Schritt durch den augenblicklichen Erkenntnisstand gesteuert werden. Man [24] spricht von „Stufendiagnostik", um die Orientierung der Handlungen am diagnostischen Augenblicksstand zu kennzeichnen.

Die aufmerksame Beobachtung der zunehmenden Erkenntnis erlaubt eher ein problemangepaßtes und damit meist ein sparsames diagnostisches Verfahren. Dies ist anders als ein Vorgehen, das als Technik in seinem Gesamtablauf zwingend vorgeschrieben ist. Es erlaubt eine Verminderung der Belastung des Patienten und Ersparnis von Geld und Zeitaufwand.

Die *informationsgesteuerte diagnostische Suche* ist ein optimiertes Verfahren für die Allgemeinpraxis und wird unterstützt durch die Beobachtung des Patienten im Lebenslängsschnitt (vor und nach der Konsultation). Es zeichnet sich durch zeitliche und finanzielle Ökonomie aus und erlaubt beträchtliche Anpassung an Einzelsituationen.

Ein anderes Modell, mit gegenteiligem Vorgehen, ist die große klinische Querschnittsdiagnostik, die als hospitale Routinemaßnahme im Studium gelehrt wurde und dort bei jedem neu aufgenommenen Patienten zu erfolgen hat. Sie erfordert weniger Entscheidungen für und gegen Einzelschritte als die praxisnahe Methode und ist als Auftragsarbeit in einer Hierarchie delegierbar. Sie ist kostenaufwendig und ersetzt nur scheinbar die befundersparende geduldige Beobachtung des Verlaufes, die als eine bevorzugte allgemeinärztliche Tugend angesehen wird: Freilich nur unter Bedingungen einer geringeren Risikohäufigkeit des epidemischen Umfeldes und einer größeren Eigenverantwortung des Patienten als im Spital.

Die Anwendung eines Konzeptes der Praxis (im Gegensatz zur Technik) führt dazu, daß in der ärztlichen Allgemeinpraxis zwischen dem „großen klinischen Status" und der einfachen problemangepaßt richtigen Blickdiagnostik alle Zwischenstufen und Varianten des Verfahrens möglich sind. Ihr verschieden (Zeit-, Geld- und Belastungs-) aufwendiger Einsatz wird gesteuert durch die Interaktion mit dem Patienten und durch die schon genannten Häufigkeitsverteilungen von Symptom und Diagnose – unter Beachtung prognostischer Risikofaktoren, die unter dem Titel des „Abwendbar Gefährlichen Verlaufes" (AGV, Braun) beschrieben sind.

Handlungen werden durch *Entscheidungen* auf Grund von *Handlungsanlässen* (eines Risikosymptoms, einer Erkrankung, eines Patientenwunsches ...) gesteuert:

Nach der heute üblichen Klassifikation [25] unterscheiden wir zwischen

* *Entscheidungen unter Sicherheit,*
* *Entscheidungen unter Risiko,*
* *Entscheidungen unter Unsicherheit.*

Nach Stegmüller spricht man dann von einer Entscheidung unter Sicherheit, „wenn die verschiedenen als Möglichkeit erwogenen Handlungen mit Bestimmtheit zu gewissen Resultaten führen. Es kommt dabei nicht auf die objektiven Verhältnisse an, sondern darauf, wie der Handelnde diese Verhältnisse beurteilt."

Eine *Entscheidung unter Risiko* liegt dann vor, wenn jede der in Frage kommenden Handlungen zu verschiedenen möglichen Resultaten führen kann, wobei jedem Ergebnis eine gewisse subjektive Wahrscheinlichkeit zukommt. Dem Vergleich der Erwartungswerte dienen Berechnungen nach Art des Bayes-Theorems.

Handeln und Nicht-Handeln

Wir unterscheiden [26]

* *produktive* (hervorbringende) Handlungen,
* *präventive* (verhindernde) Handlungen und
* *Unterlassungen* (Nicht-Handlungen)

Nicht-Handeln hat in der Diagnostik und in der Allgemeinpraxis oft bedeutendere Folgen als Handeln. Die Entscheidung, eine unwahrscheinlichere Hypothese aus den gegenwärtigen Überlegungen auszuschließen, eine Untersuchung später duchzuführen, eine Zuweisung zu unterlassen, ist meist riskanter als die Entscheidung, alles dieses sofort zu tun. Die Kunst der allgemeinärztlichen Diagnostik besteht aber gerade darin, den ambulant betreuten Patienten gegen das mögliche Risiko abzusichern, ohne ihn ausgiebigen – teuren und belastenden – diagnostischen Maßnahmen auszusetzen.

Die folgenden *Entscheidungen* führen zu Verfahren des *Nicht-Handelns*:

* die Entscheidung, jetzt nicht (weiter) zu untersuchen,
* die Entscheidung, jetzt nicht (weiter) zu behandeln,

und ähnliche Entscheidungen, die andere Maßnahmen der Diagnostik und Therapie modifizieren, aufschieben oder beenden:

Untersuchen außerhalb oder in der Praxis; Überweisen; Wiederbestellen; Abwartend-offen-Lassen; Nur-symptomatisch-behandeln; Kausal behandeln bei unklarer Diagnose.

Sie gelten, da ihre sachliche Rechtfertigung zum Zeitpunkt der Entscheidung nie ganz feststeht, als Entscheidungen unter Risiko.

Basishandlungen in der Diagnostik

Die philosophische Handlungstheorie hat das Konzept der Basishandlung entworfen [27, 28], um eine einfache Übersicht über Handlungsmöglichkeiten zu entwerfen. Basishandlungen sollen nach einer der Definitionen geringes Ausmaß, geringe Komplexität haben und nicht (nicht auffällig) aus anderen Handlungen bestehen. Solche experimentelle Denkkategorien lassen sich in Frage stellen, bieten aber oft unerwartete Übersicht:

Der Entwurf von Basishandlungen folgt aus Rationalisierungswünschen:

Logische Kategorien ermöglichen, das Feld des Wissens zusammenzufassen; sie fördern seine Übersichtlichkeit.

In der problemorientierten diagnostischen Arbeit erscheinen nur vier Handlungsformen wichtig, für die oder gegen die entschieden wird. Sie können als Basishandlungen angesprochen werden:

* Erstsymptome Gewichten.
* Suchen und Weitersuchen.
* Nicht mehr Weitersuchen.
* Später Weitersuchen

* *Erstsymptome Gewichten* folgt vor allem den schon beschriebenen Häufigkeits- und Bedeutungsregeln.
* *Suchen und (jetzt) weitersuchen* folgt aus dem Wunsch, Sicherheit durch Information zu gewinnen; und aus der Erwartung, daß die Suche erfolgreich sein kann. Aber auch unter dem strategischen Leitbild, eine stimmige diagnostische Aussage weiter zu vervollständigen, sowie sie durch Widerlegung unmöglicher Folgerungen abzusichern.
* *Nicht mehr (nie wieder) weitersuchen* folgt aus dem Eindruck, ein gesichertes, in sich bildhaft abgerundetes Wissen oder eine sichernde Handlung zur Frage erreicht zu haben.
* *Später weitersuchen* (und derzeit nicht mehr weitersuchen) (abwartend Offenlassen) folgt dem Wunsch nach Minimierung der notwendigen, handlungsleitenden Information und entsteht aus einfachen Konflikten:
+ die Krankheit könnte noch unentwickelt und daher unklar sein, sie erscheint aber risikoarm,
+ der Patient will keine weiteren Untersuchungen und der Arzt kann das vertreten,
+ Zeitdruck hindert unsere Bemühungen, aber wir erhoffen weitere Klarheit und bessere Stimmigkeit durch bloßes Abwarten,
+ die einfache, alle denkbaren Möglichkeiten absichernde Therapie erlaubt ein vorläufiges Ende der Diagnostik.

Aus schwierigeren diagnostischen Konflikten oder Handlungskonflikten folgen die *Basishandlungen nach Konsultation*, denen eigene Kapitel gewidmet sind:

* Untersuchen mit Hilfsmitteln außerhalb der Patienten-Arzt-Beziehung
* Behandeln im diagnostischen Zweifel ohne volle Erkenntnis (Versuch der Diagnosis ex Iuvantibus)
* Überweisen
* Einweisen.

Sie werden der Vollständigkeit halber schon hier genannt.

Der Ablauf der meisten allgemeinärztlichen Entscheidungen kann durch das Modell der Basishandlungen noch besser verstanden werden. Mehr als das Konzept selbst bedürfen die vermuteten oder wirklichen Auslöser der Basishandlungen noch einer vertieften Erforschung. Diese Auslöser werden im quantitativen Denken als Überlegungen zu Sensitivität, Spezifität und Risikohäufigkeit gefunden, sowie in entscheidungstheoretischen Konzepten nach Art des Bayes Theorems; im qualitativen Denken werden wir sie als signifikante Symptome (G.H. Mead) [29] oder relevante Merkmale (Grethe) bezeichnen.

Literatur

[1] Kempski J v: zitiert bei Ropohl G (1979) Eine Systemtheorie der Technik: Zur Grundlegung der allgemeinen Technologie. Hanser, München Wien, S 111
[2] Tenbruck FH (1978) Anthropologie des Handelns. In: Lenk H (Hrsg) Handlungstheorien. Interdisziplinär, Band 2/1
[3] Wright GH (1978) Das menschliche Handeln im Lichte seiner Ursachen und Gründe. In: *Op. cit.* [2], S 418
[4] Luhmann N (1977) Zweckbegriff und Systemrationalität (stw 12). Suhrkamp, Frankfurt
[5] *Loc. cit.* [2] S 122
[6] Kaufmann G, Thomas H (1977) Modern Decision Analysis. Penguin, Harmondsworth, p 117
[7] Peukert H (1978) Wissenschaftstheorie, Handlungstheorie, Fundamentale Theologie (stw 231). Suhrkamp, Frankfurt, S 259
[8] Riedel M (Hrsg) (1972) Rehabilitierung der praktischen Philosophie, Band 1. Rombach, Freiburg, S 515
[9] Tversky A, Kahnemann D (1977) In: *Op. cit.* [6] S 39–47
[10] *Op. cit.* [2] S 92
[11] Peirce Ch S (1955) Philosophical Writings of Pierce. Dover, New York, S 30
[12] *Loc. cit.* [3]
[13] Ropohl G (1979) *Op. cit.* [1] S 138
[14] Körner St (1976) Experience and Conduct. Cambridge University Press, Cambridge London New York, p 51
[15] Lübbe H (1971) Theorie und Entscheidung, Studien zum Primat der praktischen Vernunft (Rombach Hochschul Paperback). Rombach, Freiburg, S 12
[16] Hofer E (1979) Das ärztliche Denken. VEB Volk und Gesundheit, Berlin, S 102

[17] Böhler D (1978) Konstituierung des Handlungsbegriffes. In: *Op. cit.* [2] S 189
[18] McWhinney IR (1989) A Textbook of Family Medicine. Oxford University Press, New York Oxford, pp 135–147
[19] Bourdieu P (1980) Sozialer Sinn. Suhrkamp, Frankfurt, S 147
[20] Ricoeur P (1974) Die Interpretation (stw 76). Suhrkamp, Frankfurt, S 50 ff
[21] *Loc. cit.* [16]
[22] Ropohl G (1979) *Op. cit.* [1] S 122–123
[23] Balint M, Balint E (1961) Psychotherapeutische Techniken in der Medizin. Klett, Stuttgart, S 209
[24] Tutsch GR (1968) Diagnostische Schritte unter kybernetischen Gesichtspunkten. Der Praktische Arzt (Köln) 5: 69
[25] Stegmüller W (1974) Wissenschaftliche Erklärung und Begründung, Band I. Springer, Berlin Heidelberg New York, S 385
[26] *Op. cit.* [14] S 32
[27] Baier A (1985) Auf der Suche nach Basishandlungen In: Meggle G (Hrsg) Analytische Handlungstheorie (stw 488). Suhrkamp, Frankfurt, S 137–162
[28] Searle JR (1969) Speech Acts. Cambridge University Press, Cambridge London, p 26
[29] Mead GH (1980) Geist, Identität und Gesellschaft (stw 28). Suhrkamp, Frankfurt, S 107–114

Weitere Literatur

Apel KO (1975) Der Denkweg von Charles S Pierce. Eine Einführung in den amerikanischen Pragmatismus (stw 141). Suhrkamp, Frankfurt
Bubner R (1976) Handlungstheorie (Neue Hefte für Philosophie 9). Vandenhoeck & Ruprecht, Göttingen
Buchler J (1951) Towards a General Theory of Human Judgment. Dover, New York
Bourdieu P (1979) Entwurf einer Theorie der Praxis (stw 291). Suhrkamp, Frankfurt
Peirce ChS (1958) Selected Writings. Dover, New York
Uexküll Th v (1963) Psychosomatische Medizin (rde 179/180). Rororo, Reinbek bei Hamburg
Uexküll J v (1956) Bedeutungslehre (rde 13). Rowohlt, Reinbek bei Hamburg

14. Standardisierte Methodik und standardisierte Diagnostik

Eine Vorschrift, *Handlungen* oder *Verfahren* (Handlungsabfolgen) in einer und nur einer Weise abzuwickeln, heißt *Standard*.
Standards sind *Handlungsvorschriften*. Als ihre Grundlage wird ein *System handlungsbezogenen Wissens* vorausgesetzt. Dieses enthält Bausteine des Standards als *Ursache-Wirkungs-Beziehungen* von der Art: Wenn A geschieht, erfolgt B; B kann eine *Erkenntis* (Art von Klassifizierung) oder eine *Veränderung* in der materiellen Welt (Handlungsfolge wie erfolgte Injektion, getätigte Überweisung, Behandlung mit Pharmakon) sein. Die Folge /A veranlaßt B/ kann für *unmittelbare Kausalität* (wie bei der Injektion) oder für *mittelbare Folgen* (wie bei der Verwendung des Pharmakon) stehen.
Eine *einzelne Handlungsanweisung* enthält einen Auftrag der folgenden Struktur: Wenn A dann nur B.

* A wird bezeichnet als das *deskriptive Antecedens*
* B wird bezeichnet als das *regulative Konsequens*.

Der Ausdruck „dann nur" stellt den Handlungsauftrag dar. Ein Handlungsauftrag kann vorschreiben

* was geschehen soll (*Präskription*) oder
* was nicht geschehen soll (*Proskription*).

Wie alle Handlungsbereiche sind Standards nicht nur sachlich begründet: sie sind auch mit Emotionen und Wertsystemen verknüpft. So sind auch Überzeugungen, Ideale und Wunschvorstellungen bei ihrer Grundlegung beteiligt; die Erprobung der

Standards ist ein Test auch der Wertvorstellungen an der Arbeitsrealität.

Handlungsaufträge sind gebunden an ein gewisses System menschlichen Denkens oder Handelns, wie eine Berufsgruppe oder eine gewisse Umwelt (die Situation beim Hausbesuch). Neben der *sachlichen Möglichkeit*, etwas zu tun (Es muß das Injektionsmittel geben und der Patient soll die Krankheit haben.) muß auch noch die *systemgegebene Notwendigkeit* vorliegen. Damit sind Handlungsaufträge folgender Art vorstellbar:

* Handlungsauftrag, der sachlich notwendig und systemisch notwendig ist (Antibiotikatherapie des Rotlaufs).
* Handlungsauftrag, der sachlich nicht notwendig, aber systemisch notwendig ist (Antibiotikatherapie des Familienmitglieds eines Rotlauferkrankten, weil er auf Reise gehen will und vermehrte Sicherheit wünscht).
* Handlungsauftrag, der sachlich notwendig ist, nicht aber systemisch. (Bei ungeklärtem Rotlaufverdacht kann ich am nächsten Tag wiederbestellen und vorläufig nicht behandeln).

Handlungsaufträge können sich in der Allgemeinmedizin auf

* *diagnostische Inhalte* (den Umgang mit Symptomen und anderen Klassifizierungen oder Erkenntnisbausteinen) beziehen; sie können sich auf das
* Verhalten zum Patienten und auf
* Maßnahmen beziehen, die am Patienten zu geschehen haben.

Während *jede ärztliche Alltagsarbeit* aus zahlreichen *Handlungsaufträgen* und deren Abwicklung oder Befolgung besteht, werden der Allgemeinpraxis *durchgehende Handlungsketten selten* präskriptiv vorgeschrieben werden können. Dies wird begründet im allgemeinpraktischen problemorientierten Verfahren und dem Gewinn aus der *Mitbestimmung* des *Patienten* an jedem Schritt des Entscheidungsprozesses. Ein Standard als Sammelliste oder „Lexikon" von Verfahrensmöglichkeiten kann auch dann willkommen sein, wenn eine rigide Verfahrensordnung in Einzelschritten nicht akzeptiert würde.

Unterschiede zwischen Standards sind in den folgenden Aspekten gegeben [2]:

Die Herkunft von Standards. Sie entstehen:

** Durch eine maßgebliche Persönlichkeit (*Autorität*) oder durch eine *Gruppe*;
** durch *Gruppenprozesse*, dann sind sie eine Absichtserklärung einer Gruppe (zum Beispiel beim Bemühen, keine Barbiturate zu verschreiben); oder sie entstehen
* als *Folge* konsequenter *wissenschaftlicher Forschung:* wie die Verfahrensnormen bei der Blutdruckmessung und Behandlung des festgestellten erhöhten arteriellen Blutdrucks.
* aufgebaut auf *Erfahrung*. Erfahrung ist auch wieder als Beweis der Effizienz des Standards zulässig.

Standards können auch *verschiedene Wirkungsbereiche* haben:

* Nach Enge oder Breite:
* In der Standardisierung für Generallinien (Strategien: Beispiel: „Kosten sollen keine Rolle spielen") oder für problembezogene Handlungsempfehlungen (Wie gehe ich bei Fieber ökonomisch und problemorientiert vor?).

* Nach Gruppe oder Individuum:
* *Individuelle Kriterien* gelten für den einzelnen, der sie sich gesetzt hat. („Ich nehme kein Privathonorar." „Ich fahnde schon bei Nüchternblutzuckerwerten von 90 mit Belastungstests nach latenten diabetischen Stoffwechselstörungen.")
* *Gruppenkriterien* binden eine Gruppe, die sich dazu verpflichtet und durch Gruppendiskussion darauf geeinigt hat.
* *Protokolle* sind für „jeden" jedenfalls verbindlich. Sie sollten, da absolut, durch gute wissenschaftliche Forschung zustande gekommen sein und die nötige regelmäßige Revision erfahren (sind also eigentlich Aussagen einer wissenschaftlich beweisführenden Großgruppe).

Ein *Kriterium* ist der Baustein eines Standards: ein „entscheidendes Merkmal" [3]. Da ein Standard durch unklare oder unnötig erweiterte Anleitungen unwirksam werden kann, soll er möglichst zweifelsfrei bezeichnen, was als deskriptives Antecedens, regulatives Konsequens oder als Handlungsauftrag aufzufassen ist.

Handlungsaufträge sind dann nicht ausreichend klar und abgegrenzt ...

* wenn zu viele mittelbare Handlungsfolgen einer Handlung möglich sind;
* oder wenn Voraussetzungen, Vorschrift oder Folgerungen ungenau beschrieben sind. (Untersuche die Schulter anstelle von: Untersuche die Schmerzhaftigkeit und Bewegungsfähigkeit der Schulter und die Druckschmerzhaftigkeit der Schleimbeutel ohne den Nacken und die Präkordialgegend zu beachten.)

Was sind die *Vorzüge* eines *Instruments* zur *organisierten Datenerhebung* (diagnostischen Standards):

* Es führt zur *Zeitökonomie* durch Vermeidung von seltenen oder selten erkenntnisträchtigen, nicht zum Problem passenden Fragen.
* Es bietet bei geeigneter Anordnung eine hierarchische oder seriale *Gliederung der Datenerhebung.* Fragen mit häufigem Erkenntnisgewinn werden vor seltener ergiebige Fragen gestellt und die Abklärung der wichtigsten Risiken ist abgesichert.
* Es gibt *sichere Aufarbeitungswege* für häufige Probleme.
* Es ist als erste *pädagogische Basis* für das Erlernen von Entscheidungen verwendbar.

Manche Vorzüge sind zweideutig [4]:

* Es ermöglicht, die *Angst* durch den *Schein einer* definitiven, allumfassenden *Autorität* auszusperren.
* Es könnte Zeit ersparen, indem es den Arzt *unkommunikativ* macht: Er hat ja seine Liste, warum noch mehr besprechen?
* Die *mangelnde Emotionalität* des bloßen Informationssuchens ist für interaktionell gebundene Ärzte unerträglich.
* Die Behinderung der *Wahrnehmung* von *symbolhaftem Ausdruck* durch das logisch-seriale Verfahren ist ein Preis – nicht immer berechtigt – für die sachliche Erleichterung.
* Viele im Dialog offene Fragen können durch einfache Laboruntersuchungen geklärt werden: Nicht die Vertiefung der Anamnestik sondern der *Wechsel der Methode bringt Erfolg.*

Literatur

[1] Körner St* (1976) Experience and Conduct. Cambridge University Press, Cambridge London New York, pp 25–38
[2] van de Rijdt - van de Ven AHJ, et al (1988) Peer Group Performance Review for General Practitioners. Stichting O&O, Utrecht, S 32–36
[3] Grol R, et al (1988) Peer Review in General Practice. Department of General Practice, Nijmegen University
[4] Simon HA (1977) The New Science of Management Decision. Prentice-Hall, Englewood Cliffs, p 47

---

* Es muß angemerkt werden, daß unser Kapitel der Übersetzung der Grundgedanken des in [1] genannten Autors in allgemeinärztliche Begriffe sehr viel verdankt.

15. Überweisungen

In der heutigen Medizin arbeitet kein Hausarzt wirklich allein und als echter Generalist: Er braucht die anderen Anteile des Medizinsystems, die Fachärzte vor dem Spital und im Spital sowie das Team von mittleren medizinischen Diensten. Er braucht auch andere Hilfsquellen der Gesellschaft, die mit ihm für die Patienten arbeiten.

Die Bedürfnisse des Arztes nach Informationsgewinn werden jenseits der Konsultation mit ihren traditionellen Inhalten von Anamnese, Krankenuntersuchung und ärztlichem Gespräch zuerst durch Untersuchungen in der Praxis, meist im einfachen Labor- und Apparatebereich (EKG, Spirometrie) erfüllt; dennoch hat die Untersuchung mit den Hilfsmitteln der Arztpraxis jedenfalls Grenzen [1]. In keiner Organisationsform des Medizinsystems werden alle Hilfsmittel an die erste ärztliche Linie gezogen. Neben der Wiederbestellung des Patienten ist daher die Überweisung die zweite wichtige Maßnahme, die dem ärztlichen Primärversorger zur Verfügung steht.

Die Übergabe der Verantwortung für die Diagnostik, Therapie oder Pflege eines Patienten an Dritte außerhalb der Praxis, besonders an andere Ärzte in anderen Instanzen des Medizinsystems, heißt Überweisung.

Im engeren Sinn wird der Begriff der Überweisung für die Übergabe des Patienten an andere niedergelassene Ärzte verwendet, die selbst berechtigt sind, über Maßnahmen für ihn zu entscheiden. Denn der Laborarzt und der Röntgenfacharzt sind in dieser Sicht Untersucher, deren Leistung den Rahmen der Untersuchungen in der Praxis überschreitet, die aber keine volle Erlaubnis haben noch anstreben, die Betreuung der Patienten zu führen. Die Einweisung in Spitalspflege wieder ist mehr als eine Überweisung, weil sie den Wunsch nach Pflege enthält:

Anlaß der Einweisung in Spitalspflege ist nicht nur eine ungelöstes diagnostisches oder therapeutisches Problem: Der Patient, den wir ins Spital einweisen, hat außerdem einen dringlichen Krankheitszustand und einen, der nur mit den Hilfsmitteln eines Spitals gelöst werden kann: außerdem ist er im Zusammenhang mit dem Einweisungsgrund pflegebedürftig, weshalb er ein Bett erhalten hat und nicht eine dringliche Zuweisung in ein Facharztzentrum.

Die Häufigkeit von Überweisungen (auch wenn die bereinigte Definition beachtet wird) in Allgemeinpraxen des mitteleuropäischen Stils wird von den meisten Untersuchern in der ungefähr gleichen Bandbreite, aber von Praxis zu Praxis erstaunlich ungleich gefunden [2]. Die Überweisungsfrequenz eines Arztes ist eine der Größen, die von praxisinternen und -externen Faktoren so sehr beeinflußt werden können, daß eine breite Streuung der Anzahlen zwischen Praxis und Praxis gefunden wird: diese immerhin in einem voraussagbar gleichen Ausmaß:

In einer eigenen Untersuchung [3] über 23 österreichische Allgemeinpraktiker lag die Überweisungsfrequenz zwischen 3,2 und 14,4% aller Konsultationen. Die Absolutzahlen der Konsultationen in vier Wochen lagen zwischen 668 und 1174, (es handelt sich also um Allgemeinpraxen der üblichen Art) die Absolutzahlen der Überweisungen zwischen 33 und 128 (was pro Arbeitstag durchschnittlich 1,5 bis 6 Überweisungen ergibt).

Welche Probleme führen am meisten zur Überweisung?
Müller [4] findet in der Rostocker Studie bei 338 Überweisungen einer Praxis als führende diagnostische Bezeichnungen:

Rang	ICD-Code	Bezeichnung	Anzahl
1	306	Psychosomatische Funktionsstörung	12
2	541	Ungenau bezeichnete Appendicitis	11
3	540	Akute Appendicitis	10
4	845	Verstauchung/Zerrung Knöchel und Fuß	10
5	300	Neurosen	8
6	590	Infektiöse Krankheiten der Niere	8
7	487	(echte) Grippe	8
8	401	Essentieller Hypertonus	6
9	386	Störungen des Vestibularapparates	6
10	414	Sonstige Formen der chron.-ischäm. Herzkrankheit	6

An welche Fächer überweisen Allgemeinpraktiker am meisten?
In einer gut organisierten internationalen Studie wurde das Überweisungsverhalten von Allgemeinärzten in England, Belgien und Österreich verglichen. Die Gruppe war zweifellos ausgewählt, weil nicht alle Allgemeinpraktiker forschen und die forschenden wahrscheinlich optimiert arbeiten [5]. Im Spitzenfeld der beanspruchten Sekundärversorger fanden sich stets Orthopädie, Gynäkologie und Chirurgie sowie die Innere Medizin. Diese Fächer waren von Land zu Land verschieden gereiht, wahrscheinlich auch von Region zu Region oder von Praxis zu Praxis. Lokale Faktoren (Wegstrecke, Erreichbarkeit von Terminen, Prestige des Facharztes, Finanzierbarkeit) haben bei Überweisungen eine hohe Bedeutung.

Einen bedeutenderen Einfluß kann man nur noch der Organisationsform des Gesundheitssystems überhaupt zuschreiben: Ob ein Allgemeinarzt zum Internisten zuweist, hängt auch davon ab, welchen Teil von dessen Aufgaben er selbst erfüllen kann, ob er eine schnelle Übernahme des Patienten und ob er eine befriedigende Antwort erwarten kann. Wichtig sind auch noch die Fähigkeiten und Möglichkeiten des Allgemeinarztes, die genannten Probleme selbst zu behandeln und die Erwartung, die er oder der Patient in die Schnelligkeit und Effizienz der angestrebten Stelle setzen.

Eine Begründung dieser Überweisungsfrequenzen auch aus den Erkenntnissen der Fälleverteilung liegt nahe, obwohl forschungsmäßige Belege noch fehlen: Die Mehrdeutigkeit des Symptoms zieht Abklärungen in mehreren Fächern nach sich. Symptome, die den oben genannten Fächern zuzuordnen sind, finden sich in fast jeder Konsultation; eine Abklärung ungelöster Probleme wird jedenfalls auch Vertreter dieser Fächer beanspruchen müssen. Eine kleine Anzahl von Lösungen wird aus den später und seltener konsultierten anderen Fächern kommen.

Daß Therapieprobleme komplexer Art vom Facharzt zumindest mitentschieden werden, während der Allgemeinarzt die Routinekontrollen führt, kann auch aus Häufigkeitserwägungen erklärt werden; komplexe Therapieformen sind in der Allgemeinpraxis selten und werden daher dort mitbestimmt, wo genug Erfahrung gesammelt werden kann, beim zuständigen Facharzt.

Die Bedingungen des kassenärztlichen Systems können solche

Studien verzerren, wenn Überweisungsscheine für Routinekontrollen beim Büro des Allgemeinarztes zu beheben sind, ohne daß er durch die Überweisung ein wirkliches Bedürfnis nach Hilfe ausdrückt.

Behindert durch derart ungenaue Bezeichnungen nach Fächern und nicht nach Symptomen oder Krankheitsbezeichnungen wird nicht die wahre Kausalität untersucht. Zu untersuchen wäre die genau bezeichnete Art ungelöster diagnostischer oder therapeutischer Schwierigkeiten, die den Allgemeinarzt zur Überweisung veranlassen. Eine Bezeichnung durch Symptomklassifizierungen oder Handlungsforderungen wäre klärend.

Häufigkeiten und Ziele der Einweisungen in Spitalpflege wurden auch in Österreich untersucht. Wie erwartet, wurden die meisten Patienten in Stadt und Land auf Interne und Chirurgische Abteilungen eingewiesen, was keineswegs nur fällestatistische Ursachen hat, sondern auch eine Folge der Spitalsgesetzgebung und der nur für die Einweisung angemessenen Etikettierung ist: da fast nur solche Abteilungen leicht Betten zur Verfügung stellen und Patienten mit anderen Problemen oft zuerst über solche Abteilungen aufgenommen werden.

In einer eigenen Untersuchung fanden sich bei überwiesenen Patienten weit mehr diagnostische Zuordnungen auf Symptomebene als bei anderen (wiederbestellten) Patienten.

Aus der Mehrheit der Untersuchungen ergeben sich die folgenden Faktoren, die vermehrt zur Überweisung führen können:

* Diagnostische Unsicherheit [6, 7], ausgedrückt in doppelt so häufigen Zuordnungen zu Symptomen und Symptomgruppen, war ein führender Anlaß zur Überweisung. Die Unfähigkeit, zur (zumindest pragmatischen) diagnostischen Klärung des Patientenproblems zu kommen, läßt sich keineswegs durch fachliche Unkenntnis des Allgemeinarztes erklären, obwohl der aktuelle, problembezogene Fortbildungsstatus des Allgemeinpraktikers die Überweisung beeinflußt.
* Vermehrtes Grundwissen des Allgemeinarztes führt nicht nur dazu, daß er durch starke Eigenkompetenz weniger überweist; er weiß auch besser Bescheid, was andere Ärzte zum aktuellen Problem beitragen können und könnte daher ebenso gut vermehrt zuweisen.

* Die Hilfsmittel, die zur diagnostischen Klärung, aber auch für die Durchführung oder Steuerung einer Therapie nötig sind, können nur beschränkt an die erste ärztliche Linie gebracht werden: So wird man in keiner Allgemeinpraxis ein Isotopenlabor aufstellen. Die Beziehung zwischen der Häufigkeit in der einzelnen Praxis betreubarer Erkrankungen und den Kosten des Hilfsmittels widersprechen meist der Einführung eines solchen (teuren, gefährlichen) Gerätes an der ersten ärztlichen Linie.
* Erwartete Bedrohlichkeit der prognostischen Situation und Wahrscheinlichkeit denkbarer abwendbar gefährlicher Verläufe beschleunigen Überweisungen im diagnostischen Zweifel. Weitere Ursachen sind in der nordamerikanischen Forschungsliteratur zu finden: In einer Untersuchung von Brock [8] wurden Motivationen zur Überweisung aufgezeichnet und nach ihrem Gewicht gereiht. Die Häufigkeiten sind in Prozent der Überweisungen ausgedrückt und übersteigen in Summe 100%, weil mehrere Faktoren pro Überweisung genannt wurden.

Zweite Meinung für Management	72
Mangel an Geräten oder Fertigkosten	62
Zweite Meinung für Diagnostik	45
Auf Wunsch von Patient oder Familie	22
Rechtliche Absicherung	14
Neubeurteilung	9
Zeitmangel	11
Vertrauensverlust	3
Andere	2

Der mehrfach erwähnte Faktor Zeitmangel tritt nicht nur aus Gründen von Patient und Krankheit bei Notfällen, sondern auch vor Anfang längerer Urlaubszeiten des Allgemeinarztes auf, weil eine diagnostische oder therapiekontrollierende Verlaufsbeobachtung durch den Stillstand der Praxistätigkeit nicht möglich ist.

Es bleiben noch weitere Faktoren, die bisher nicht ausdrücklich genannt und dem Autor aus der Berufserfahrung bekannt sind:

* Die Nähe eines Facharztes [9] führt durch Gewöhnungsprozesse zwischen Patient, Facharzt und Allgemeinpraktiker zur Verringerung der Bemühungen des Allgemeinpraktikers auf einem fachärztlichen Gebiet [10].
* Mängel der Weiter- und Fortbildung werden in vermehrte Überweisungen umgesetzt, aus denen der Allgemeinpraktiker lernt. Durch den Arztbrief erhält er eine gezielte Fortbildung zum Problem seines Patienten, das auch seines ist.
* Angst von Patient und Arzt spielt eine wesentliche, nicht immer ausgesprochene Rolle als Anlaß von Überweisungen: Der Arzt will kein Versäumnis begehen, der Patient schätzt den Arzt zwar, will aber mehr Sicherheit. Der Überkonsum medizinischer Hilfe durch zahlreiche Überweisungen [11] weist, so wie die wesentlich verdickte Kartei (thick-file-patient) auf eine ängstliche Persönlichkeit oder auf ein Problem des Patienten, dem die Organisation der Medizin nicht gewachsen ist, was zu „Patientenkarrieren" (nicht nur bei psychosomatischen Patienten) [12] bis zur lange verzögerten richtigen Problembestimmung und Behandlung führt.

Der hier genannte *Krankheitsgewinn* für den überwiesenen Patienten ist zweifellos nicht der einzige Vorteil der Überweisung. Im Überweisungsprozeß gibt es weitere Belohnungen: Der Allgemeinarzt erhält die genannte gezielte Information, die Lösung seines Problems und vermehrte Sicherheit, der Facharzt genießt das Kompliment, gefragt zu werden, das Honorar und die Bewältigung interessanter Probleme.

Nach Untersuchungen von Abelin [13] haben Alter und Geschlecht der Patienten keinen Einfluß auf die Häufigkeit der Überweisungen. Auch aus Erst- und Folgekonsultationen haben sich gleich viele Überweisungen ergeben, was auf den Wert der Folgekonsultationen für ein genaueres Verständnis des Patienten und seines Problems weist.

Der Kenner der philosophischen Handlungstheorie erkennt in den Kategorien verschiedener Handlungsmotive nicht nur Handlungsanlässe (Causa movens) sondern auch Zielvorstellungen (causa finalis) und formative Bedingungen (causa formans), Kategorien, die schon Aristoteles dargestellt hat [14].

Informationen des Patienten und Nachsorge nach der Überweisung

Dem überwiesenen Patienten sind, bevor er sich um die weiteren Schritte bemüht, Erklärungen zu geben: Sie machen die Überweisung meist erst effektiv [15]:

* über den Zweck der Überweisung und die Problemsituation;
* über den erwarteten Informationsgewinn (und die Grenzen der Fragestellung dieser Untersuchung);
* über das erwartete Vorgehen des Facharztes.
  „Sie werden eine eingehende Untersuchung, mit Laborunterstützung, in der chirurgischen Ambulanz erhalten, damit wir genauer wissen, ob eine Blinddarmentzündung anzunehmen ist. Die Diagnose wird erst bei einer eventuellen Operation gestellt, aber die Entscheidung zur Operation kann nur der Chirurg treffen. Wenn Sie nicht wieder ins Spital bestellt werden, kommen Sie bitte jedenfalls zu mir, weil ich weiter von Ihrem Zustand wissen will."
* In der Information soll, auch aus rechtsmedizinischen Gründen, die erwartbare Belastung des Patienten dargestellt werden: „Ein Dickdarmröntgen besteht in einem Einlauf von einem halben Liter Kontrastmittel nach sorgfältiger Darmreinigung, die meist durch ein Abführmittel geschieht, das Ihnen der Röntgenarzt verschreibt. Die Röntgenärzte sind sehr aufmerksam, bei Untersuchungen in Tabuzonen niemanden seelisch zu belasten. Die Strahlenbelastung ist bei dieser Untersuchung nicht wesentlich. (Schwangere sollen im Prinzip kein Dickdarmröntgen haben.)"
* Zu einer guten Information gehört auch die Diskussion der Vorteile, die der Patient von der Maßnahme erwarten kann: Er soll bei dieser Gelegenheit aufgefordert werden, seine Meinung, seine Erwartungen und seine Kritik einzubringen.

Auch die Entscheidung zur Überweisung ist eine Entscheidung unter Risiko. Die Überweisung geschieht aus Zweifel oder aus Machtlosigkeit des allgemeinärztlichen Versorgungssystems angesichts eines Problems und sie geschieht, um diesen Zweifel oder diese Machtlosigkeit zu beheben. Unsicherheit ist in jeder Phase gegeben. Diagnostisch motivierte Zuweisungen können sich als überflüssig erweisen, ausformulierte diagnostische Vermutungen können, während Symptomwandels im Verlauf früher Störungen, als Irrtum erscheinen. Der sachliche Befund kann die Wertung bisher wichtig erlebter klinischer Symptome umgewichten. Die Angst des zuweisenden Arztes kann ihn eine verzerrte Klassifizierung erstellen lassen.

Ein grundsätzlicher Zweifel an den erstellten diagnostischen Beurteilungen gehört zur normalen alltäglichen Selbstkritik und ist dem Patienten möglichst offen mitzuteilen, um Machtkämpfe oder Vertrauenskrisen, die an sogenannte Fehlbeurteilungen angeknüpft werden, möglichst zu vermeiden. Kämpfe können sich auch um die Frage des verfrühten oder verspäteten Zeitpunktes der Zuweisung oder Einweisung ranken, weil die Prognose eine anerkannt schwierige Kunst ist. Die Grundsätze der Vermeidung abwendbar gefährlicher Verläufe haben auch bei diesen Entscheidungen Bedeutung:

Eine 75jährige Patientin, die schon eine TIA erlitten hat, erzählt in der Praxis von Beinkrämpfen, die zur Blaufärbung der Beine geführt haben. Zum Zeitpunkt der Untersuchung ist davon nichts wahrnehmbar. Die Pulse sind tastbar, die Beine gut gefärbt. Eine Durchblutungsmessung zeigt keine Minderdurchblutung im arteriellen Bereich; die Patientin ist auffällig blaß. Der Arzt entscheidet sich für die weitere Klärung der Blässe und Anämie. Während der Durchuntersuchung ist die Patientin unter Aufsicht und zeigt keine Symptome, jedoch zu Ende der Untersuchung erleidet sie eine arterielle Thrombose, die zuletzt ihren Tod herbeiführt. Die Familie beschuldigt den Allgemeinarzt, den Tod der Patientin veranlaßt zu haben; der Allgemeinarzt kann seine persönliche Trauer nicht in derartige Beschuldigungen verwandeln und trauert allein um die unvermeidlich verlorene Patientin.

Andere Fehler in der Bearbeitung von schon erfolgten Überweisungen sind:

* *Mangelndes Durchhaltevermögen des Überwiesenen* nach erfolgter Problemstellung und dem Entscheid die nötige Information zu suchen. Besonders gefährlich ist die Entscheidung, eine notwendige Befundungsserie („Durchuntersuchung") nach eini-

gen harmlosen Befunden abzubrechen, obwohl noch nicht alle
Fragen geklärt sind.
* *Mangelnde Erklärungen an den Facharzt:* Wird dem Facharzt nicht
die Situation des Patienten erklärt, kann dieser falsche (natürlich auch manchmal die richtigeren) Spuren verfolgen und
gelegentlich unwesentliche Probleme an Stelle der wichtigen
zum Thema setzen. Er berichtet dann Bekanntes und erklärt
nicht zur Frage. Die Arbeit des Facharztes wird auch leichter,
wenn ihm die Möglichkeit geboten wird, eventuelle besonders
hilfreiche oder hinderliche Familienprobleme vom Allgemeinarzt zu erfahren, der darüber Bescheid weiß.
* *Fehlende Schlußauswertung:* Werden Befunde gesammelt, so sollen sie auch besichtigt und ausgewertet werden, am besten in
Gegenwart des Patienten, der schließlich ein Recht hat, zu
erfahren, warum er alle Mühe auf sich genommen hat. Es
gehört zu den guten Sitten, ein bestelltes Röntgenbild vor dem
Patienten und mit ihm anzusehen.

Überweisungen werden, ebenso wie Rezepte, nicht immer konsumiert: Wenn eine Konsultation eine wesentliche Verminderung des Leidensdruckes und der Angst ergeben hat, fällt die
Hauptmotivation zur weiteren Untersuchung weg und der Patient (nicht immer zu Recht) strebt eine weitere Klärung erst bei
neuerlich vermehrtem Leidensdruck an, und nimmt die Überweisung nicht in Anspruch, so wie er das Rezept nicht einlöst
[16]:
Eine Rückmeldung über erteilte Laborzuweisungen an Patienten erfolgte in einer eigenen Untersuchung innerhalb der folgenden 30 Tage in 30% der Überweisungen nicht. Es blieb unklar, ob
die Patienten nicht zur Untersuchung gegangen waren oder den
entlastenden Befund nicht mehr zum Arzt trugen.

Voraussetzungen der Überweisung im Medizinsystem und ökonomische Folgen

Die Aufgabenteilung zwischen Arztgruppen richtet sich in der
heutigen Medizin nach der Ausbildung der tätigen Ärzte, dem Ort
der Betreuung und nach der Häufigkeit der dort behandelbaren

Arten von Gesundheitsstörungen. Als dürftiges Signal an den Patienten über die orts- und fachspezifischen Leistungen wirken die Bezeichnungen der Fächer und der Orte, (Praxen, Abteilungen, Ambulanzen) wo Ärzte tätig sind. Da der Patient in seiner Ratlosigkeit sich an den nächsten Versorger wendet, der sein Vertrauen hat oder gewinnt, und da er sich nach dem selbst erlebten Leitsymptom zuweist, kann er in die Irre gehen. Damit trägt eine Organisationsform der Medizin, die überall alle Türen öffnet, den Nachteil, grob verfehlte Selbstzuweisungen von Patienten zuzulassen: Der Patient, der an der kardiologischen Klinik, beim Internisten und an der internen Abteilung des Kassenambulatoriums in gleicher Weise seine Herzängste darstellt, erhält überall eine Abklärung des Risikos. Wendet er sich direkt an den Psychologen, so erhält er anfangs keine derartige Absicherung. Geht er zum Allgemeinarzt, so kann er in jegliche Schiene der Betreuung einsteigen und erhält durch die allgemeinärztliche Betreuung eine Nachsorge der Ergebnisse der Zuweisung.

Eine der Aufgaben des Allgemeinarztes als Arzt des Erstkontaktes ist die Vermeidung von Patientenkarrieren: Patientenkarrieren heißen Wege durch die Medizin, die beim Einstieg besser gesteuert werden hätten müssen, um an den richtigen Versorger zu führen [17]:

Patienten, die Angst haben, fühlen sich erleichtert, wenn sie diese auf ein Organ projizieren können. Die Angst treibt den Patienten entsprechend den Gewöhnungsprozessen, die unsere Kultur hervorruft, zu dem Erstversorger, der dem Organ des Angstbezugs entspricht. Große Enttäuschung folgt, wenn die organische Abklärung das Problem nicht dort antrifft, wohin es projiziert wurde. Dies erfolgt jedoch unter Aufwand beträchtlicher Summen: Die aufwendige maschinelle und labormäßige Klärung unsicherer Befunde läßt sich bei Bekanntheit zwischen Arzt und Patient eher vermeiden, als wenn völlig fremde Menschen aufeinander treffen.

Der Hausarzt hat ja den Vorteil der gemeinsam mit dem Patienten erlebten Anamnese, er hat die Möglichkeit, die selben Problem schon früher mit diesem Menschen erlebt zu haben oder er kennt die Familie und deren Reaktionsweisen. Durch diese Vorteile kann es ihm gelingen, auch ohne restlos absichernde objektive Befunde zu einer Entscheidung zu kommen.

Kann ein medizinisches Problem statt durch großen Aufwand durch Verlaufsbeobachtung gelöst werden, so wird neben Geld auch viel emotioneller und zeitlicher Aufwand erspart. Erwartet werden kann diese Ersparnis auch von guter Zusammenarbeit zwischen Allgemeinärzten und anderen Versorgern.

Vorteilhafte und ungünstige Zusammenarbeit zwischen Versorgern

Die Bemühung um den Patienten kann auch ein Wettbewerb um dessen Geld oder Gunst oder um höheres Ansehen der jeweils mit ihm beschäftigten Betreuer sein. An Nahtstellen im Medizinsystem kann es das „Grenzgebell" geben, das die Verhaltensforschung uns bei Gelegenheit anderer umkämpfter Grenzen verstehen gelehrt hat. Uneinigkeit der Beteiligten kann durch

* schlechte gegenseitige Information oder
* Mißbrauch der Rolle des anderen für unzweckmäßige Mehrarbeit gezeigt werden.

Diese beiden Fehler können bei vielen Überweisungen in Facharzt- oder Spitalsbehandlung beispielhaft gezeigt – und vermieden werden:

* Während die Überweisung regelmäßig aus Anlaß der Unkenntnis über einen Patienten erfolgt, sollen dem fachärztlichen Kollegen Symptome und Befunde mitgeteilt werden, die zur Zu- oder Einweisung führten. Dafür bedarf es unter anderem eines ausreichend großen Freiraums am Formular. Auch ein eigener Einweisungsbegleitschein, der umfangreiche hausärztliche Vorerfahrungen zur Person dokumentieren hilft, kann verwendet werden.
* Die Erklärung von Daten zur Familie und Lebensgeschichte des Patienten kann dem Spital weiterhelfen und seine Therapiegestaltung und Nachsorge beeinflussen. Die Erklärungen, die der Allgemeinarzt, an Hand des Befundbriefes, dem Patienten zu Hause gibt, helfen beim Verständnis der Krankheit und zur Verarbeitung der Erlebten. Sie dienen als Motivation für die weitere Therapie.

* Der Antwortbrief kann dem Zuweiser viel erklären. Seine Rolle als gezieltest mögliche Fortbildung wurde schon erwähnt. Dem Allgemeinarzt weniger bekannte Erkrankungen und Therapieformen, die das Facharztzentrum ihm erklärt, werden bei ihm besser betreut werden.
* Dramatisch wird das Informationsproblem, wenn der Patient das Spital verläßt und sein Arzt keine oder eine lange verspätete Befundantwort erhält: In Wien erhielten die Allgemeinpraktiker Entlassungsbriefe durchschnittlich erst am elften Tag nach der Entlassung des Patienten [18]. Waren sie aus der Universitätsklinik, so erreichten sie uns durchschnittlich am dreißigsten Tag [19]; ein Gesetz verlangt nun, daß sie dem Patienten am Entlassungstag auszufolgen sind.

Auch eine Kurzinformation mit den wichtigsten diagnostischen und therapeutischen Angaben ist trotz des damit dargestellten guten Willens wenig geeignet, das Problem zu erleichtern: sie ist nicht rechtsverbindlich und Irrtümer belasten den, der sich auf sie verläßt. Echte Notfälle oder neuerliche schnelle Rückeinweisungen können sich aus verspäteten Mitteilungen ergeben, wenn das Problem neuerlich auftritt und die entlastende Information nicht in gesicherter Form verfügbar ist.

Die erfreuliche Wirkung des Befundbriefes [20] als gezielte Information zum Problem des Patienten wird bei Verspätungen nicht erreicht; nicht bewirkt wird sie auch nach Facharztzuweisung in der ambulanten Medizin, wenn keine ausreichende Antwort auf die eingangs gestellten Frage erfolgt.

Die umfangreichste Botschaft, die ein Arzt dem anderen schicken kann, ist der Patient selbst, die Information, die aus seinem

Diagnostische Reife

	Überwiesene Patienten	Andere Patienten
Symptom	87 = 33%	168 = 15%
Symptomgruppe	46 = 17%	280 = 24%
Bild einer Krankheit	87 = 33%	435 = 38%
Diagnose	46 = 17%	269 = 23%

Chi-Quadrat = 41,5 p > 0,05 signifikanter Unterschied

Zustand und seiner Therapie abzulesen ist sowie seine Erzählungen über erfolgte ärztliche Leistungen. Über Verzerrungen dieser Botschaft durch ungelöste Konflikte in der Patienten-Arzt-Beziehung wird noch zu berichten sein.

Literatur

[1] Marinker M (1988) The Referral System. J R Coll Gen Pract 38: 487–491
[2] Practice Activity Analysis ((1978) Referrals to Specialists. J R Coll Gen Pract 28: 252–253
[3] Tönies H (1981) Eine vergleichende Untersuchung des Überweisungsverhaltens bei 23 österreichischen Allgemeinpraktikern. Bio Med 10: 37–42
[4] Müller J (1989) Analyse der Allgemeinmedizin (Rostocker Studie). Med. Dissertation für die Promotion B, S 139–143
[5] *Op. cit.* [3]
[6] Tönies H (1984) Wiederbestellung und Überweisung. Allgemeinmedizin International 3: 4–7
[7] Berkeley JS (1976) Reasons for Referral to Hospital. J R Coll Gen Pract 26: 293–296
[8] Brock C (1977) Consultation and Referral Patterns of Family Physicians. J Fam Pract 4: 1129–1134
[9] *Op. cit.* [4]
[10] Prosenc F (1966) Die diagnostischen Beratungsergebnisse einer ländlichen Allgemeinpraxis. Hippokrates 37: 429
[11] Franklin LM (1971) The Thick File case. New Zealand Journal of Medicine 74: 253–255
[12] Ringel E, Kropiunigg U (1983) Der fehlgeleitete Patient. Facultas, Wien
[13] Abelin Th, Messerli HR (1981) Überweisungen in der ambulanten Medizin. Schweizerische Rundschau für Medizin 25: 1153–1159
[14] Ritter J (1974) Zur Grundlegung der praktischen Philosophie bei Aristoteles. In: Riedel M (Hrsg) Rehabilitierung der praktischen Philosophie. Rombach, Freiburg, S 479–500
[15] Dowie R (1983) General Practitioners and Consultants. A Study of Outpatient Referrals. King Edward's Hospital Fund, London, S 89–98
[16] Tönies H, Krötlinger M (1981) Überweisungen aus einer städtischen und einer ländlichen Allgemeinpraxis: Eine vergleichende Studie. Der Praktische Arzt (Wien) 35: 1790–1806
[17] *Op. cit.* [12]
[18] Tönies H (1982) Informationsgehalt und Aussagewert von Überweisungen. Öst Ärztezeitung 37: 898–903
[19] Tönies H (1985) Entlassungsbriefe aus einer medizinischen Universitätsklinik. Wien Klin Wochenschrift 97: 550–555
[20] Heckl H (1983) Der Arztbrief. Thieme, Stuttgart

16. Familienmedizin und Umweltmedizin

Patienten haben Familien; Familien sind der Ort, wo Krankheiten entstehen können und wo sie sich darstellen. Familien sind nicht nur Ansammlungen von Individuen: Sie sind lebendige Ganzheiten verbundener Menschen, die gemeinsame innere und äußere Bedingungen teilen. Dies sind die Kernsätze der familienmedizinischen Auffassung [1].

Die medizinische Lebensgeschichte von Familien kann vom Hausarzt täglich erlebt werden. Er erfährt in Hausbesuch und Sprechstunde mehr über Gesundheit und Krankheit familiären Zusammenlebens seiner Patienten als ein entfernter Spitalsarzt. Er gilt oft als Teil der Familie [2]; Anteile familiären Erlebens werden ahnungslos an ihm dargestellt:

Es ist, als ob der Patient die Probleme der einen Umwelt – der Familienentwicklung – in die andere – das Medizinsystem – mitnimmt: Gestörte Bindungen und gestörte Anteile des familiären Erlebens werden auf dem Weg der Übertragung auf die Medizin, auf den Arzt, auf die Ordinationsgehilfin projiziert und diesen halbbewußt zur Heilung überlassen. Die Patienten-Arzt-Beziehung kann bei gutem Willen aller der Heilung gestörter Beziehungen dienen [3]. Dieselbe Ausgangssituation (einer nicht durchschauten Übertragung) kann auch zu Schmerzen und Streit zwischen Patient und Arzt führen, wenn das dargestellte Problem nicht erkannt und besprochen sondern ausagiert, also dramatisch dargestellt wird.

Drückt sich ein seelischer und familiärer Notstand in körperlichen Symptomen aus, so kann der Arzt dafür falsch ausgebildet sein [4]: Geht er, weil er es nicht anders gelernt hat, den psychosozial begründeten Ausdruck mit der Grundhaltung an, die er anläßlich chronisch organfixierter Erkrankungen im Spital gelernt hat, dann wird ausagiert und dargestellt statt geheilt.

Dem versuchen die *„10 Regeln zum (nicht-direktiven) ärztlichen Gespräch"* von Torben Bendix gegenzusteuern [5]. Sie lauten:

1. Neurosen drücken sich eher in Situationen als in Symptomen aus (Fragen Sie nach der Situation, in der das Problem erlebt wurde).
2. Wiederholen Sie die letzten oder die bedeutungsgeladenen Worte des Patienten.
3. Wenn Sie nicht wissen, was Sie sagen sollen, schweigen Sie.
4. Es gibt nur eine einzige Methode, eine Gesprächspause zu beenden: Den Patienten zu fragen.
5. Beantworten Sie keine Fragen (weil Sie damit nur ihre Antwort zu Ihrer Variante des Problems geben).
6. Geben Sie keine Anleitungen (Ratschläge sind Schläge).
7. Wiederholen Sie, fassen Sie zusammen.

Vom selben Autor stammt eine wegweisende Darstellung der *„Sieben falschen Vorstellungen zum ärztlichen Gespräch"*:

1. Welche Diagnose? (Der Prozeß des Gesprächs ist wichtiger als das Ergebnis)
2. Was sage ich, wenn der Patient aufhört zu reden?
3. Verstehe ich meine Patienten gut?
4. Bin ich gescheit genug fürs Ärztliche Gespräch?
5. Ist das Gespräch gefährlich für den Patienten?
6. Ist das Gespräch gefährlich für den Arzt?
7. Die ganze Zeit daran denken, daß man die 6 anderen falschen Vorstellungen vermeiden muß.

Ist der Arzt bereit, dem Patienten Aufgaben in der Behandlung seiner psychischen Störung zuzuteilen, so hat er sich von einer Grundhaltung des Spitals gelöst [6]: daß der Patient, wie auf der Intensivstation, nur durch Leistungen des Arztes besser werden kann. Genau diese passivierte Situation ist keine Hilfe für den Patienten mit Störungen des emotionellen Erlebens.

Falsche ärztliche Einstellungen zur Betreuung emotionell bedingter Gesundheitsstörungen werden zu falschen Handlungen [7, 8]: Sie führen zu:

* unnützer Medikalisierung eines Verhaltensproblems,
* (Stellvertreter-) Streit zwischen Patient und Arzt anstelle der Klärung des wirklichen Familienproblems,
* zahlreichen Überweisungen ohne organischen Grund,
* Nichteinnahme – auch gemeinsam beschlossener – Pharmaka,
* Ausagieren von Autoritätsproblemen am Bestellsystem sowie weiteren unbewußten Methoden der Darstellung unerkannter lebensgeschichtlicher Probleme am Arzt und am Medizinsystem.

Ist der Arzt durch eine Grundsatztheorie der Familienmedizin gestärkt, so wird er den Mut haben, die Vielfalt des Symptomausdruckes in der Allgemeinmedizin nicht nur in Richtung der körperlichen Fehlfunktion zu bedenken sondern sie auch als Ausdruck gestörter Beziehungen zu deuten. Dem Symptom wird auch dabei eine wegweisende Rolle zugewiesen: Es kann als Symbol für den Ort der Störung oder die Art seiner Entstehung gelten: Es weist nicht nur zur Erklärung des augenblicklichen Konflikts sondern hilft auch dessen historische Genese verstehen. Als Hausärzte werden wir die Umwelt der Patienten in unsere Diagnostik einbeziehen.

Umweltdiagnostische Vorteile des Hausbesuchs

Schwer vorstellbar, aber bei wachsender Erfahrung eindrucksvoll, ist der Wert der am Wohnsitz des Patienten erlebten Anamnese. Gerade in der jungen Praxis erfahren wir das meiste über unsere Patienten beim Hausbesuch [9]: Der Hausbesuch ermöglicht diagnostische Erkenntnisse zu Ernährung, Hygiene, Lebensgewohnheiten, Genußmittelgebrauch, familiärer Interaktion und Familiendiagnostik. Er ermöglicht Beratungen am Vorsorgesektor und zum Lebensstil. Die Kenntnis der Wohnung des Patienten erlaubt Rückschlüsse auf seine Innenwelt, seine Lebensträume und seine erfüllten und anderen Lebenswünsche. Biographische Hinweise, oft der einzige Schlüssel zur Behebung pathogenen Erlebens, lassen sich aus Bildern, Andenken und Schriftstücken, die in der Wohnung liegen, entnehmen.

Tritt der Arzt aus der Rolle des souveränen Ordinationsarztes in den Wohnbereich der Patienten ein, so verliert er nicht nur den absoluten Herrschaftsanspruch, er gewinnt das Vertrauen der Patienten und Einsichten in deren Leben [10]:

Die Einhaltung einer Diabetesdiät wird erleichtert, wenn Diätfehler an der Quelle, am Frühstückstisch des Patienten, aufgedeckt werden; die Behandlung chronischer Gelenksleiden gewinnt mehr Sinn, wenn die Wohnverhältnisse der Patienten mit Stiegenhaus oder Aufzug bewußt sind. Die Flaschen unter dem Bett und der volle Aschenbecher erlauben „Blickdiagnosen" zum Genußmittelmißbrauch. Stille Mitbewohner von hochpathogenem Einfluß auf die Familie werden beim Hausbesuch entdeckt; der Zustand, die Reinlichkeit und die ästhetische Gestaltung des Wohnraums und die Anordnung der Schlafstätten ermöglichen Aussagen über die aktuelle psychische Bewältigungsfähigkeit und über familiäre Interaktionen. Das Handtuch, in das sich alle wischen, erklärt die Ursache einer scheinbar unbehebbaren familiären Pyodermie. Ein bis dahin unbekanntes Haustier gibt Hinweise auf die Genese eines Bronchospasmus; wiederholte maculo-papulöse Exantheme werden angesichts eines Haustieres als Flohstiche erkannt.

Finden keine Überlegungen zur persönlichen und häuslichen Situation der Patienten statt, so sind wir mit Grenzproblemen der Befundwürdigung belastet: Sie lösen die meisten und die meisten ergebnislosen Untersuchungen aus. An nicht-somatische Erklärungen der Erkrankung denken wir besonders bei [11]:

* Unpräziser oder inkonstanter Symptomdarstellung durch Patient und Angehörige: das Klagen steht im Vordergrund.
* Inkonstantem Verlauf der festgestellten Symptome oder Gesundheitsstörungen.
* Mehrdeutigen Symptomen mit zahlreichen, nahezu gleich wahrscheinlichen Bezugsmöglichkeiten und geringer Verifizierbarkeit.
* Mehrdeutigen Symptomen mit, je nach zugeordneter Bedeutung, sehr verschiedenem Gehalt an Risiko (und daher verschiedener Dringlichkeit).

* Symptomwandel zur nächsten Störung bei Klärung oder Behandlung eines Symptoms oder einer Erkrankung.

Einige somatische Probleme müssen, um wirksame Hilfe zu finden, als Problem der ganzen Familie oder ihrer Wohnung gesehen werden [12]:

* bei genetischen Faktoren der Krankheitsentstehung,
* bei Gefahren frühkindlicher oder intrauteriner Schädigung,
* bei gemeinsamen Infektionen der Familie und als umwelthygienische Aufträge:
  – das hustende Kind wohnt mit rauchenden Eltern;
  – Kenntnis vom Haustier kann Allergien erklären;
  – Haustiere können die psychische Lebensbewältigung verdeutlichen;
  – der rutschige Teppich beim Hausbesuch und
  – das Gift in der Nähe der Kinder ... fordern die Aufmerksamkeit des besuchenden Hausarztes zur Vermeidung von Unfällen.

Das familienmedizinische Grundwissen ist ein philosophisches Produkt, das sich bei fortgesetzter Hausarzttätigkeit sicher einstellt [13]. Geübte Hausärzte verwenden diese Grundhaltung nicht für dramatisch drängende Interventionen sondern bedienen sich seiner:

* für eine wirksame (jedenfalls Antworten auslösende) Gesprächseröffnung (Wie geht es zu Hause?) [14].
* Um wahrscheinliche Interpretationen (Deutungen) im ärztlichen Gespräch zu fördern: Was sagt Ihr(e) Frau/Mann dazu? Wie war das bei Ihren Eltern?
* Zur Deutung bislang ungelöster Konflikte: „Sie drängen sehr im Wartezimmer – wo werden/wurden Sie auch nicht beachtet?" (Häufige, späte, Antwort: Mein Chef ... Mein Vater ...)
* Zur Unterstützung der Wirkung ärztlicher Maßnahmen: „Können Sie mit Ihrem Mann seine Diät besprechen – oder soll er sie lieber alleine machen?"

Neben dieser pragmatischen Grundhaltung, die auch ohne Wahrheitsbeweis auskommen könnte, haben wir Forschungsergeb-

nisse, zur Bestätigung von Aussagen zur familienmedizinischen und umweltmedizinischen Theorie. Dazu einige Beispiele:
Ärztliche Maßnahmen können von der Familie gefördert – und entwertet werden [15]:
Der Rehabilitationserfolg des Patienten in einer Institution hängt auch von der Familie ab: Hat die Familie ihn *ermutigt*, so ergaben sich gute Erfolge bei 51 von 70 Patienten; wirkte die Familie *entmutigend*, so waren 23 von 30 Patienten erfolglos [16].

Sehr ängstliche Männer, die von ihrer Frau gut unterstützt wurden, entwickelten seltener eine Angina Pectoris: Von 906 Männern im Risiko entwickelten die gut unterstützten zu 53% Angina pectoris, von den 347 schlecht unterstützten ängstlichen Männern entwickelten 89% eine Angina Pectoris [17].

Nach Ende einer Familientherapie wurde die Pharmakotherapie der Familienmitglieder in 42% vermindert, in 57% gleich gehalten, in 1% gesteigert.

Die Verbundenheit der Familienmitglieder, die Therapeut – und Hausarzt bei eingehender Beschäftigung wahrnehmen können, wird nach Methoden der Systemanalyse verdeutlicht. Es lohnt sich, Gemeinsames und Trennendes der Untersysteme des Systems Familie zu erkennen:

Gruppe	Unterschied	Konfliktform
Eltern – Kinder	Alter, Abhängigkeit	Generationsstreit
männliche – weibliche	Geschlecht	ödipale Krisen
Angler – Musiker	Interessen	Vorrangfragen
Küchendienst, Krankenpflege	Funktion	Überlastung

Die Schritte der Entwicklung der Familie werden als *Zyklus der Familienentwicklung* (Family Life Cycle) [18, 19] beschrieben:

* frisch verheiratet
* Geburt des ersten Kindes
* Kinder im Vorschulalter
* Kinder in der Schule
* Teenager

* Kinder verlassen Heim der Eltern
* Eltern allein, leeres Nest
* Pensionierung, späte Jahre, Tod eines Partners.

Einige Beispiele verdeutlichen die Einflüsse dieser Familienentwicklung auf die ärztliche Konsultation und auf ärztliches Handeln:

* Die Rollenumstellung der Frau nach Geburt des ersten Kindes ergibt einen der Anlässe nicht nur für „Nachgeburtsblues" sondern auch für echte nachgeburtliche Depressionen: Sie ist nun weniger die umschwärmte Partnerin sondern die durch Hausarbeit, Ehemann, Mutterschaft, Beruf und Kind(er) mehrfach belastete Frau.
* Wenn die Kinder die Familie zu verlassen beginnen, tauchen alte Konflikte der Partner wieder auf, die im Elterndasein verschwinden durften: Eine Ehescheidungswelle begleitet die Jahre rund um die Pensionierung.

Probleme, die in der Familie allein aus ihr selbst entstehen können, bezeichnen wir als *familieninhärente Probleme*:

* die fixe Mitgliedschaft
* die unvermeidlichen Altersunterschiede
* die gegenseitige Abhängigkeit
* die emotionell enge Bindung
* die Interaktion wird mehr von den Beziehungen als vom gemeinsamen Familienziel bestimmt.

Ist die Familie also ein schlechtes Team – oder enthält sie auch alle Chancen des Wachstums?

Familienkrisen sind Störungen des familiären Gleichgewichts [20]: Wir unterscheiden

* Krisen des *Statuswechsels*: Verarmung, Arbeitslosigkeit, Ruhm, Reichtum, politischer Bann.
* Krisen durch *Verluste* [21]: Todesfälle Scheidung, Flucht.
* Krisen durch *Zuwachs*: Ungewollte Schwangerschaft, Adoption, Heirat, Stiefelternrolle.

* Krisen durch *Demoralisierung:* Sucht, Alkoholismus, Ehebruch, Verbrechen.

Dieses Konzept der Symptomdeutung ermöglicht so oft schnelle und wirkungsvolle Hilfen, daß es sich lohnt, in möglichst vielen Konsultationen familienmedizinische Deutungen anzusprechen [22]. Dies geschieht durch:

* regelmäßige Fragen nach dem Befinden der anderen Familienmitglieder [22];
* sachliche Beratung in sachbezogenen Familiendingen;
* nicht-direktive Familiengespräche in der Gruppe, besonders beim Hausbesuch: In ihnen hat sich der Arzt als diskreter Beobachter der Gruppe zu verhalten; jede direkte Einmischung in die Probleme der Familie könnte ihn, aus Anlaß eigener Familienprobleme, in eine Rollenbeziehung in der Familie bringen und ihm seine Interventionsmöglichkeiten rauben.

Jede Darstellung von Gesamtheiten, also auch der Familie als System, muß an Fehlern im Detail und an Mängeln der Beweisführung und Beweisbarkeit im einzelnen leiden; aus diesem Grund wird dem Hausarzt die Verifizierung holistischer (gesamtheitlicher) Vorstellungen unter Zuhilfenahme des Patienten empfohlen: Wechselseitigkeit der Deutung ist der legitime Weg, Konzepte der Interaktion zu klären.

Der Mut, familienmedizinische Einzelfälle ernst zu nehmen und ihnen einen Zusammenhang zu geben, kann zu weit gehen:

* zu unkritischer Ausdeutung aller Organstörungen als Verhaltens-, Familienproblem oder psychisches Problem (nach Art eines Gesellschaftsspieles oder einer fixen Idee).
* zu unwirksamen Therapieansätzen in oberflächlichen Konsultationen.

Jenseits der Forschungsergebnisse, die das familienmedizinische ganzheitliche (holistische) Konzept belegen und jenseits der pragmatischen Empfehlungen, die keinen Beweis brauchen, weil sie aus der einmaligen Patienten-Arzt-Beziehung wirken, sind kritische Stimmen lautgeworden, die Deutungsmethode nach dieser Theorie nicht maßlos einzusetzen.

Vom Standpunkt strenger empirischer Forschung sind holistische Aussagen schwer zu kritisieren, weil (besonders bei ihnen)

* das Forschungsmodell die Aussage bestimmt
* die gedankliche Voraussetzung der Forschung das Ergebnis beeinflussen kann.

Die Wissenschaftstheorie ist diesem Problem durch Begriffsklärung begegnet:

W. Stegmüller hat als Diskussionsgrundlage und zum Zweck klärender Kritik „Kernsätze eines gemäßigten Holismus" formuliert [23]:

„I. Eine Theorie (für uns: die Annahme der Möglichkeit familienmedizinischer Deutungen) wird (im Holismus) als Ganzes verworfen, nicht dagegen stückweise durch Annahme oder Verwerfung einzelner Komponenten (Sätze) der Theorie."

II. So etwas wie die Verwerfung einer Theorie auf Grund eines Experimentum crucis gibt es nicht. (Die Forschung kann das Konzept nicht klären oder verwerfen.)

III. Man kann nicht scharf unterscheiden zwischen dem empirischen Gehalt oder den empirischen Behauptungen auf der einen Seite und den empirischen Daten, welche diese empirischen Behauptungen stützen, auf der anderen Seite."

Seine Kritik schließt mit der Einsicht, daß Theorien (als Ganzes) nicht kritisierbar sind, weil „die herkömmlichen Bestätigungstheorien und ebenso die herkömmlichen Testtheorien nur auf Sätze oder Propositionen anwendbar sind ... Von einer Theorie kann man gar nicht sagen, daß sie gut oder schlecht bestätigt ist".

Mit dieser Aussage zu dessen Unbeweisbarkeit ist nicht gesagt, daß das familienmedizinische gesamtheitliche Konzept unrichtig ist. Es wird *im Einzelfall* besonders berechtigt – oder besonders unberechtigt gefunden werden. Letzten Endes stellt es sich als eine Frage der Konvention dar, was als Deutungsmodell zugelassen wird. [25, 26].

Die Schlußfolgerung für die Alltagspraxis ist ebenso einleuchtend: Die Grundhaltung der Familienmedizin werden wir als Konzept bereitstellen und es gerne anwenden, wenn ihm der Patient geneigt ist. Sie ist ein typisches Hilfsmittel der Individualmedizin.

Literatur

[1] Huygen F (1978) Family Medicine. The Medical Life History of Families. Dekker and Van de Vegt, Nijmegen, p 12
[2] Van Es JC (Hrsg) (1979) General Practice and University. Bohn Scheltema & Holkema, Martinus Nijhoff, Den Haag, p 49
[3] Balint M (1976) Der Arzt, sein Patient und die Krankheit. Klett, Stuttgart, S 42–61
[4] Gutter A, Luban-Plozza B (1978) Familie als Risiko und Chance. Antonius-Verlag, Solothurn, S 58
[5] Bendix T (1982) The Anxious Patient. Churchill, Livingstone Edinburgh London
[6] Dickhaut HH, Luban-Plozza B (Hrsg) (1984) Praxis der Balintgruppen: Beziehungsdiagnostik und Beziehungstherapie. Springer Berlin Heidelberg New York, S 66–80
[7] Medalie JF (1978) Family Medicine, Principles and Applications. The Williams and Wilkins, Baltimore
[8] Medalie JF (1990) Angina Pectoris: A Validation of the Biopsychosocial Model. J Fam Pract 30: 273–280
[9] Schrömbgens HH (1982) In: Tönies H, Der Hausbesuch des Allgemeinarztes. Hippokrates, Stuttgart, S 9
[10] Tönies H (1992) Hausbesuch. In: Kochen M (Hrsg) Allgemeinmedizin. Hippokrates, Stuttgart
[11] Shepherd M, Clare A (1981) Psychiatric Illness in General Practice. Oxford University Press, New York Toronto, p 48
[12] *Op. cit.* [7]
[13] Sturm E (1985) Der Hausarzt als Familienarzt. Österreichische Ärztezeitung 23: 45–53
[14] Froelich RE, Bishop FM (1973) Die Gesprächsführung des Arztes. Springer, Berlin Heidelberg New York, S 65, 66–80
[15] Rakel RE (1977) Principles of Family Medicine. Saunders, Philadelphia London Toronto, p 361
[16] Geyman JP (1980) Family Practice Foundation of Changing Health Care. Appleton Century Crofts, New York, p 240
[17] *Op. cit.* [16] S 237
[18] *Op. cit.* [7] S 109–220
[19] *Op. cit.* [15] S 279–304
[20] *Op. cit.* [15] S 351
[21] Beale N, Nethercroft S (1989) Job-loss and Family Morbidity. A Study of a Factory Closure. J Roy Coll Gen Pract 35: 510–514
[22] Schwenk T (1987) Caring about and Caring for the Psychosocial Needs of Patients. J Fam Pract 24: 461–463
[23] Stegmüller W (1973) Theorie und Erfahrung, II, 2. Halbband. Springer, Berlin Heidelberg New York, S 271
[24] Carnap R (1974) Der logische Aufbau der Welt (Ullstein Buch 35007). Ullstein, Frankfurt/M Berlin Wien, S 92

[25] Kuhn T (1981) Die Struktur wissenschaftlicher Revolutionen (stw 25). Suhrkamp, Frankfurt
[26] Feyerabend P (1981) Erkenntnis für freie Menschen (edition Suhrkamp NF 11). Suhrkamp, Frankfurt, S 10

17. Entscheidungen zur Planung der Therapie

Therapie heißt die Maßnahme des Arztes zur Erleichterung oder Behebung der Erkrankung des Patienten. Im heutigen Sprachschatz ist die Vorstellung von Therapie zu eng mit der Pharmakotherapie verbunden. Persönlich organisierte Problemlösungen und die Beratung zur Lebensgestaltung galten in früherer Zeit und in anderen Kulturen nicht als Ausdruck ärztlicher Ratlosigkeit sondern als echte, wirksame Hilfen und sie stellen auch heute einen Wert dar. Das Verständnis dieser Maßnahmen könnte noch viel besser gelehrt werden: so wie es in der Balintgruppe geschieht [1].

Die Anwendungsformen der Pharmakotherapie in der Allgemeinpraxis sind eigenen Gesetzen im Rahmen des gesamten therapeutischen Handelns eines Arztes unterworfen. Sie gilt es zu klären und ihnen ist dieses Kapitel gewidmet.

Von allen Charakteristika der Allgemeinpraxis nimmt am meisten die *primärärztliche Situation* auf die Gestaltung der Therapie Einfluß, denn die Entscheidungen zur Akuttherapie richten sich nach der diagnostischen Sicherheit. Aber auch die Beobachtung von Prinzipien der *Langzeittherapie* beim ambulanten Patienten erfordert beträchtliche Aufmerksamkeit. *Ökonomische Erfordernisse* der Kassenpraxis beeinflussen besonders die Zeitdauer der Behandlung und die verschriebene Packungsgröße: und in deren Gefolge die Festsetzung von Kontrollterminen, die nicht nur vom Risiko des Medikamentes abhängen. Über die *Ethik* therapeutischer Entscheidungen ist noch zu wenig gedacht worden [2].

Praxistherapie ist

Ambulante Therapie. Der Patient führt wesentliche Anteile der Therapie in seinem Alltag durch, ohne enge Ärztliche Kontrollen und ohne sein Heim aufzugeben. Auch bei Maßnahmen im Beisein des Arztes werden solche bevorzugt, die die Beteiligung und Entscheidungskraft des Patienten festigen.

Hausärztliche Therapie: Sie beruht auf engen Vertrauensbeziehungen, die stützend gegen Ängste und förderlich für die Durchführung wirken.

Individuell: Ein Medikament ist nicht individuell, aber seine Anwendung kann den persönlichen Risiken oder Vorlieben des Patienten angeglichen werden. Alternativen zur Arzneitherapie lassen sich der Persönlichkeit des Patienten noch mehr angleichen als ein Medikament.

Generalistisch im zweifachen Sinn (aus Sicht des Patienten und der Maßnahmen):

* mehrere Organsysteme können erkranken oder dauernd erkrankt sein; die an einem Organsystem verwendeten Medikamente sollen mit den anderen Organsystemen und mit deren Behandlung verträglich sein. (Das Cortison eines Orthopäden, Pulmologen etc. schädigt den Diabetes und fördert die Osteoporose.)
* Zur Therapie soll nicht nur eine Methode herangezogen werden. Es werden die günstigsten Verfahren für diesen Patienten ausgewählt. (Schmerzen am Bewegungsapparat werden durch Physikotherapie, Pharmaka, Anleitungen zur Bewegungstherapie und, wo nötig, durch apparative Hilfen oder Autogenes Training behandelt.)

Langzeitlich: Viele Erkrankungen verlangen auf Grund dauernder Defektzustände oder Schmerzen eine ebenso dauernde Substitution oder Leidensminderung; diese erfordert andere Lenkung, andere Kontrollen und andere Vorsichtsmaßnahmen als die Akuttherapie.

Mit zunehmendem Lebensalter der betreuten Patienten sind weiters andauernde Grundkrankheiten oder Dauerrisiken (operierte Krebskrankheit) der Patienten mitzubehandeln oder mitzubedenken, wenn Akuterkrankungen behandelt werden.

Das therapeutische Handeln in der Praxis läßt sich laut Vere nach unterschiedlichen *Handlungszielen* zur Anwendung von Medikamenten gliedern [3]:

Mit einer Therapie erstreben wir:

* kurzzeitige Symptomerleichterung,
* kurzfristige Unterdrückung von Krankheit oder Gesundheitsstörung (Antibiotika, sonstige Chemotherapie),
* chronische Unterdrückung von Krankheit oder Gesundheitsstörung (Daueranwendung von Asthmamitteln, Antidiabetika oder Antiallergika),
* langzeitliche Ersatztherapie (Insulin, Dopamin, Vitamin B12),
* Prophylaxe,
* Ersatz der gestörten Homöostase (Blutdruck; Insulin, Heimdialyse),
* Anfallvorbeugung (Epilepsie, Angina pectoris, Migräne).

Zusätzlich nennt er Varianten der Verwendung der Medikamente, die zu *Modifikationen* der Therapie führen:

* Behandlung an den Extremen der Lebensalter
* terminale und präterminale Betreuung
und diese bedürfen noch weiterer Variation:
* auf Reisen
* bei verschiedenem Ausmaß von Kontrollmöglichkeiten
* nach Ausmaß subjektiven Leidensdrucks des Patienten,

Kurzfristige Symptomerleichterung und Therapie akuter Erkrankungen (Primärärztliche Therapieentscheidungen)

Mit dem Ende der ersten Konsultation zu einem diagnostischen Thema ist das Problem – jedenfalls vorerst – benennbar geworden:

Meist sind Symptome der Gesundheitsstörung erkannt worden, aber nur selten läßt es unsere erkenntniskritische Redlichkeit zu, von einer Diagnose zu sprechen. Die tiefe Verankerung der Forderung zur Diagnose im hospitalen Denken wird bei Gelegenheit des Zitates (Eppinger) „Vor die Therapie haben die Götter die Diagnose gesetzt" klar, das einem antiken Vorbild nachgesprochen ist: Bei Hesiod heißt es im Original: „Vor die Tugend haben die Götter den Schweiß gesetzt." Bescheidener können wir nur sagen, daß vor die Therapie die Diagnostik zu setzen sei und hinter sie die Verlaufsbeobachtung.

Wichtiger als die augenblickliche Erstellung einer diagnostischen Bezeichnung ist für die Allgemeinpraxis die Verfahrensfrage, der Umgang mit dem Problem des Patienten unter Führung durch die Prognose. Für die therapeutische Entscheidung muß die beträchtliche Ungesichertheit früher Symptome einer Gesundheitsstörung mitbedacht werden; und erst recht der Umstand, daß die Patienten medizinische Begriffe verwenden, um klagen zu können, auch wenn keine große Gesundheitsstörung in Entwicklung ist.

Diese Verwendung der Symptome „als Eintrittskarte in die Konsultation" [4] geschieht nicht bewußt – und auch dieser Umstand ist bei den therapeutischen Maßnahmen zu bedenken. Der Patient hat das Recht, gefragt zu werden, ob er beim augenblicklichen Stand der Erkenntnis eine Behandlung wünscht oder ob er vorwiegend zum Zweck der diagnostischen Klärung gekommen ist (wiederkommen wird).

Das Medikament gewinnt ausgeprägt symbolischen Wert, wenn es monatelang genommen wird: spätestens dann soll bedacht werden, ob der Umstand der Medikamenteneinnahme Darstellung einer eigenständigen Persönlichkeitsstörung ist, die eine vom Grundleiden unabhängige Betreuung erfordert.

Therapie bei diagnostischer Unsicherheit

Allgemeinärzte haben oft Entscheidungen zum Verfahren mit einem Patienten zu treffen, bevor die natürliche Entwicklung der Krankheit abgelaufen ist. Auch ihre Behandlung beginnt meist vor Entwicklung (wenn überhaupt) des Vollbildes einer Krankheit [4]. Dieses Verfahren, das unter der feindseligen Bezeichnung *„Therapie ohne Diagnose"* bekanntgeworden ist, ist die schlichte Therapie auf der Grundlage des erkannten Symptoms: eine symptomgesteuerte und meist auch symptomatische (also eine nicht – kausale: eine nur auf Leidensminderung ausgehende) Therapie.

Diese Therapieform leidet unter allen Unsicherheiten, die dem Symptom im Gegensatz zur Diagnose in der Medizin anhaften: Auf Grund der Vieldeutigkeit vieler Symptome ist eine sichere Ursachenbeziehung zwischen dem zum *Behandlungsanlaß* genommenen Symptom und den erwarteten und unerwarteten Therapiefolgen nicht regelmäßig zu erheben. Oft wird die Erkrankung trotz der Therapie oder ohne sie gut. Vor allem sind Medikamente der naturwissenschaftlichen Medizin selten zum Zweck der Therapie isolierter Symptome oder Symptomgruppen entworfen oder getestet worden.

Der bloß symptombezogenen Therapie haften dennoch mehr Vorteile an als der, die auf eine hypothesierte oder ungenügend abgesicherte Diagnose aufzubauen sucht: Symptome können immer gesichert werden. Wenn der Arzt aus den Symptomen eine Krankheitseinheit (z. B. durch Wahrscheinlichkeitserwägungen) erschließt und die hypothesierte Erkrankung mit einer diagnosenbezogenen Therapieform zu behandeln beginnt, hat er mehr Risiken zu tragen als bei einer nur symptomgesteuerten Therapie:

* Die Diagnose, bei Vollbild der Erkrankung, kann die hypothetische Diagnose (Klassifizierung) widerlegen; die weitere Entwicklung der Gesundheitsstörung widerlegt dann die Sinnhaftigkeit einer verfrüht veranlaßten diagnosenbezogenen Therapie. (Es war kein Scharlach sondern es sieht wie Masern aus; das Penicillin wurde aber schon genommen; ist es nun etwa eine allergische Reaktion mit morbilliformem Exanthem?)
* Eine behandlungsbedürftige Störung wird verschleiert, aber nicht ausbehandelt (Schlafmittel bei Depression).
* Die rechtsmedizinisch bedeutsame Diagnose wird nie geklärt (War es eine gonorrhoische Urethritis oder eine unspezifische – das Mißtrauen der Partner bleibt).
* Eine andere als die wirkliche Diagnose wird irrigerweise aus dem Therapieverlauf erschlossen (der „bronchitische" Husten hört auf, das Bronchuskarzinom ist geblieben; oder: der Histamin-H2-Antagonist hilft beim Verschluß des Magenulcus, das sich nach drei weiteren Monaten als ulcerierendes Karzinom erweist).
* Die Nebenwirkungen einer unnötig begonnenen Therapie gefährden oder belasten den Patienten mehr als die unbewiesene Erkrankung. (Die fehlerhaft, auf Grund ungenügender Beweise, installierte Hochdrucktherapie führt zum Kollaps; das „milde" Diuretikum für die Schwangere löst eine unnötige

Harnflut aus; die Allergie vom verschriebenen Antibiotikum ist gefährlicher als die anbehandelte, vermutet bakterielle Tonsillitis; das Ampicillinexanthem beweist das Pfeiffer'sche Drüsenfieber...)

Aus allen diesen Erwägungen ist jedermann zu raten, die wirkliche Therapie ohne Diagnose, also die vom Symptom unter prognostischen Erwägungen geleitete Therapie, im Zweifel der Therapie an Hand einer verzweifelt hypothesierten Diagnose vorzuziehen: Die gesicherten Symptome sollen zum Anlaß der Therapie dienen. Diagnostische Vermutungen dürfen unsere therapeutischen und verfahrensmäßigen Entscheidungen je nach ihrem Wahrscheinlichkeitsgrad mitbestimmen. Der Grad ihrer Unsicherheit ist jedoch dem Patienten mitzuteilen sowie in Gedächtnis oder Kartei des Arztes evident zu halten.

Eine andere Verfahrensweise, die unter Praxisbedingungen verwendet wird und nur selten oder unter scharfer Kritik zugelassen werden kann, ist die sogenannte *Diagnosis Ex iuvantibus*: Im diagnostischen Zweifel wird nach den Grundsätzen dieser Methode durch eine eindeutige Therapie die hypothesierte Diagnose bestätigt. Bekannt ist, bei Annahme einer Anämia Perniciosa, die Verwendung von Vitamin-B12 Injektionen am ersten bis dritten Tag, mit Untersuchung der Retikulozyten am fünften Tag: die dann deutliche Erhöhung der Retikulozytenwerte beweist tatsächlich die Diagnose der Perniciösen Anämie.

Ein solches Verfahren beruht auf den folgenden Annahmen:

* Die Therapie behebt eindeutig nur die hypothesierte Erkrankung,
* die Therapie setzt weniger Schäden als die Vollform der Krankheit und
* die unbehandelte Erkrankung schadet mehr als die möglichen Nebenwirkungen der Therapie.

Eine ungesicherte diagnostische Entscheidungsgrundlage läßt mehrere Wege der Bewältigung zu: Der Arzt kann sofort

* eine der genannten ungesicherten Therapieformen verwenden oder

* durch kurzfristige Wiederbestellung oder
* durch Überweisung an Stellen vertiefter Diagnostik

mehr Sicherheit für die Planung seiner Maßnahmen gewinnen.

Bei geringem Risiko des Krankheitsverlaufs ist im Zweifel die Absicherung durch Wiederbestellung oder Überweisung jeglicher therapeutischen Entscheidung vorzuziehen, die ein eigenes Risiko einbringt.

Die Wahrscheinlichkeiten der Nebenwirkungen und Erfolge verschiedener Therapieformen bei ungesicherter diagnostischer Lage wurden für den sogenannten grippalen Infekt mit rotem Rachen bei Möglichkeit eines Streptokokkeninfekts von Dippel, Touw-Otten etc durchgerechnet [6]:

Sie verglichen mehrere Behandlungsstrategien des sogenannten Racheninfekts mit Fieber (sore throat) bei Kindern: Die verschiedenen Strategien unterschieden sich nach Ausmaß begleitender Untersuchungen und nach Ausmaß der Medikamentenverwendung:

* die nur symptomatische Behandlung
* die sofortige Behandlung mit Penicillin
* der vor eventueller Penicillingabe durchgeführte Schnellagglutinationstest auf Streptokokken
* die Kultur, wenn positiv: Penicillingabe
* die Kultur, aber Penicillingabe sofort, und wenn negativ: Penicillin beenden.

Die wichtigsten gefährlichen Ausgänge verschiedener Verfahren wurden nach Literaturangaben berechnet:

Das akute Rheumatische Fieber entwickelt sich nach dem Streptokokkeninfekt des Halses in 3 bis 360 Fällen von 100 000 und die Autoren verwendeten eine Wahrscheinlichkeit von 36/100 000. Die Möglichkeit einer massiven allergischen Reaktion auf orales Penicillin wurde mit 4 auf 100 000 berechnet, die des sofortigen Todes durch Anaphylaxie nach Injektion mit 1 bis 6 auf 1 Million.

Zum Vergleich der Nachteile verschiedener Verfahren wurden Verluste von Tagen guter Lebensqualität gegengerechnet. Ein Tag im Krankenbett ist ein Tag reduzierter Lebensqualität: Führt eine

Therapiemethode zu längerer Bettruhe, so ist sie schlechter. Aus den Berechnungen ergab sich nur eine Methode, die deutlich weniger Tage der Bettlägerigkeit hervorrief: Der Schnellagglutinationstest mit sofortiger Penicillintherapie bei positivem Ausfall. Nur er konnte bei geringster Wahrscheinlichkeit von Gefahren die schnellst wirksame Therapie begründen. Deren Anwendung durch Injektion – im Kindesalter – schien zwar erfolgreicher (weil ärztlich kontrolliert) aber durch mehr Nebenwirkungen belastet als die orale Therapie. Dieses Entscheidungsproblem endet unerwartet zu Ungunsten der „Therapie ohne Diagnose".

Ähnliche Erwägungen haben beim Verdacht der Infektion mit Lyme Borreliose nach Zeckenbiß zur Rechtfertigung einer Therapie ohne Diagnose geführt [7]: Bei Gegenrechnung der Therapiekosten und des Risikos größerer und kleiner Komplikationen nach unbehandeltem Insektenbiß ergibt sich schon für geringe Wahrscheinlichkeiten der Durchseuchung mit Borrelia Burgdorferi (0,036%) ein Vorteil – sowohl ökonomisch wie in der Verminderung von Komplikationen – für die kritiklose Behandlung aller Gebissenen.

Erst wenn die Wahrscheinlichkeit der Borreliose unter 0,01 fällt, ist die einfache Nachschau zu bevorzugen, da die Anzahl der Nebenwirkungen einer Antibiotikagabe die Anzahl vermiedener Nebenwirkungen des Infekts übersteigt. Die Gegenrechnung der

* relativen Kosten,
* der Komplikationen und der
* Vorteile der möglichen Verfahrensweisen [8]

wird uns in Zukunft noch mehr sachliche Entscheidungsgrundlagen zur Abwägung therapeutischer Grenzprobleme bringen.

Ökonomische Erwägungen zur Therapie werden dem Allgemeinarzt in der Kassenpraxis häufiger vorgeschrieben als dem Spitalsarzt. Eine naiv-unmittelbare Ökonomie ist die, in jeder Konsultation das Medikament zu verordnen, dessen Packung weniger als alle vergleichbaren kostet. Eine andere Form der Ökonomie ist darin zu sehen, daß ein Medikament bei vertretbaren Mehrkosten eine weitere Durchuntersuchung, Überweisung und Wiederbestellung überflüssig macht (einmal Penicillin zuviel – aber kein Rachenabstrich) oder den Patienten (in ethischer Weise) unter

Vermeidung von Komplikationen von Krankheit und Therapie schnell wieder arbeitsfähig macht. Die Geldersparnis ist dann in der Gesamtökonomie faßbar, nicht im Verschreibebudget des Arztes (aber vielleicht schon in der Gegenrechnung seines Aufwandes für Überweisungen).

Erweiterungen der therapeutischen Entscheidungsgrundlage durch generalistische Erwägungen zur Therapie

Allgemeinärzte lassen ihre Therapieentscheidungen durch andere als Organbefunde beeinflussen: Howie untersuchte, „ob Kenntnis von anderen als den körperlichen Umständen der Krankheit während einer Konsultation in meßbarer Weise die Verschreibung des Allgemeinarztes beeinflußt" [9]:

Er ließ Ärzten Abbildungen von Halsentzündungen vorlegen und erfragte die Entscheidung für oder gegen ein Antibiotikum. Die Ärzte gaben großzügiger Antibiotika, wenn sie gewisse psychosoziale Informationen zum Patienten erhielten: Ihre Entscheidung für ein Antibiotikum konnte gefördert werden, wenn in der Anamnese zu lesen war: „Student, Prüfung in einer Woche" oder: „nächste Arztpraxis weit entfernt". Der bloße Körperbefund war bei Allgemeinärzten nicht allein bestimmend für die Art der Verschreibung. Diese scheinbare Verformung der klinischen Urteilskraft weist auf den Einfluß psychosozialer Erwägungen, aber auch somatischer Rücksichten zum ganzen Menschen auf unsere Therapieentscheidungen: Wir behandeln als Generalisten nicht nur, was der Patient zum Anlaß der Konsultation genommen hat:

Es gehört zur allgemeinärztlichen Routine, nicht nur

* den *aktuellen Anlaß der Konsultation,* sondern auch
* die *persönliche Ursache, jetzt zu Konsultieren,* aber auch (nicht zuletzt)
* die *Gesamtpersönlichkeit* des Patienten und alle seine relevanten Körperprobleme in seiner *Lebensgeschichte und Umwelt,* wenn sinnvoll, in die therapeutischen Erwägungen einzubeziehen.

Dazu gehören:

* Die Kontraindikationen, die sich aus anderen Krankheiten ergeben;

* Die Kontraindikationen, die sich aus anderen Medikamenten ergeben; aber auch Rücksichten zum normalen Alltag, die im Spital gar nicht zu bedenken sind: Essen, Trinken, Autolenken, Beruf, Sexualität, deren Beeinträchtigung der Patient übelnehmen könnte:
* Verträglichkeit des Medikamentes für den Alltag und
* Hindernisse der Medikamentenwirkung im Alltag

Der Arzt könnte seine therapeutische Entscheidung ausschließlich auf das Symptom aufbauen, das ihm der Patient vorgelegt hat, aber meist erweitert er im normalen Verfahren die Entscheidungsgrundlage:

* Schon im Rahmen der normalen Diagnostik, deren Aufgabe es ist, hinter den vom Patienten genannten Symptomen Diagnosen oder weitere Symptome zu finden: Wir behandeln dann nicht den Halsschmerz sondern den Scharlach, nicht die Blasenkrämpfe sondern den Infekt (und vielleicht auch den Hormonmangel, der die Blase insuffizient gemacht hat).
* Schon eine bescheidene psychosoziale Anamnese, die Fragen zu Familie, Lebensgeschichte und Arbeitsplatz beinhaltet, führt meist zu Einsichten, wie der Mensch vor uns seine Krankheit erlebt, wie er zu seinem Leiden und zur Medizin steht; welche Umweltfaktoren und welche allgemeine Bereitschaft ihn nicht nur konsultieren sondern überhaupt erkranken ließen. Diese psychosoziale Anamnese mündet gelegentlich in das therapeutische Gespräch, sie kann aber auch Anlaß einer weiteren, auf das Befinden des Patienten gerichteten Pharmakotherapie oder von Änderungen am Arbeitsplatz und in der sonstigen Umwelt werden.

Wir behandeln in diesem Zusammenhang bei entsprechender Einsicht Angst oder Depression, die zum unmittelbaren Anlaß der Konsultation wurden. (Bekannt sind depressive Störungen, die als „rheumatische Beschwerde" an den Arzt herangetragen werden und darauf weisen, daß der Patient „es nicht mehr tragen kann".)

Oder wir veranlassen, daß die Kassierin im Supermarkt sich zur Vermeidung weiterer Kreuzschmerzen anders setzt und die normalen Pausen wirklich einhält.

Information des Patienten

Wichtig für die ambulante Therapie, die der Patient selbst durchführt, ist die Einsicht des Patienten in den Sinn der Interventionen. Kann der Patient einen ärztlichen Behandlungsanlaß nicht verstehen, so soll ihm gerade in der ambulanten Medizin die darauf aufgebaute Therapie nur im Notfall angetan werden [10].

Das ist meist durch einfache Information zur Pharmakotherapie erreichbar, auch wenn Ängste auf das Medikament und dessen Nebenwirkungsliste projiziert werden.

Am besten erscheint es, den Patienten bei Verweigerung vertiefter Hilfe eigene Erfahrungen sammeln zu lassen: Die therapieresistent anhaltenden (und diagnostisch abgesicherten) Kreuzschmerzen werden zuletzt doch Anlaß einer antidepressiven Therapie oder umfangreicher Besprechungen zur Lebensgeschichte: der Patient hat dann selbst seine Krankheit verstehen gelernt. Der Arzt, dem in seiner Spitalsweiterbildung ein Rollenbild vom absoluten Helfenmüssen zuteil wurde – dieses orientiert sich am liegenden, hilflosen Intensivpatienten – erlernt die spitalsextern unentbehrliche Einstellung auf Beteiligungen und Willensleistungen des Patienten erst allmählich und meist nicht im Zustande des Glücks.

Weitere Ursachen der Nichteinhaltung einer Therapie werden als Non-Compliance, als Nichteinhaltung ärztlicher Empfehlungen erlebt [11]: Ein berechtigt erweiterter Compliance-Begriff beinhaltet auch „die Regelmäßigkeit von Arztbesuchen und die Teilnahme an vorbeugenden Gesundheitsmaßnahmen" (Linden). Wird der Patient schon bei der Entscheidung zur Therapie (und anderen Maßnahmen) einbezogen, so wird er die selbst mitbestimmte Therapie meist lieber durchführen.

Dies ist nicht die einzige psychologische Hilfe gegen Non-Compliance: Besser wird ein Patient seine Therapie durchführen, ...

– wenn der Patient genau die Erwartungen des Arztes versteht;
– wenn die Therapie begründet erscheint;
– wenn er (sie) Nebenwirkungen, Nichteinnahme, Ängste, eigene Vorbehalte, oder Vorlieben besprechen kann;
– wenn präzise Anweisungen erfolgen;

- wenn der Arzt an der Therapietreue Interesse zeigt;
- wenn Änderungen oder Vereinfachungen der Therapie rechtzeitig durchgeführt werden;
- wenn die Organisation der Praxis gut ist (Wartesystem);
- wenn der Patient aufgefordert wird, Fragen zu stellen;
- wenn die Familie motiviert wird.

Andere Hilfen zur Compliance sind organisatorischer Natur: Besonders alte Menschen nehmen Medikamente eher, wenn ...

* eine griffige Verpackung auch mit kranken Gelenken gefaßt werden kann.
* unterschiedliche Farben und Formen der Medikamente und Verpackungen deutliche Unterscheidungen fördern.
* der Geschmack des Medikamentes akzeptabel ist und
* schriftliche Einnahmehilfen zu haben sind.

Betonen wir die Selbständigkeit des Patienten in der Therapieplanung unter Verwendung der genannten Verhaltensweisen und Hilfsmittel, so können wir hoffen, daß er die Therapie als seine eigene erlebt und er sie daher auch gegen eigene Ängste verteidigt. Der uralte Heilreflex der Selbsthilfe wird sich dann nicht gegen die Therapie und gegen den Arzt sondern zu diesen wenden.

Praktische Richtlinien zur Therapie fassen das Dargestellte in kurzen Sätzen zusammen [12]

1. Sichten Sie bei jeder Konsultation kritisch, ob eine Verschreibung nötig ist.
2. Verschreiben Sie eine Pharmakotherapie nur, wenn die Medikation
    * heilt,
    * Beschwerden erleichtert oder
    * das Fortschreiten einer Erkrankung aufhält.
3. Vergessen Sie nicht, daß kurzzeitige selbstbegrenzte Erkrankungen nicht durch Medikamente geheilt werden.
4. Bedenken Sie, ob die Risiken der Behandlung die der Krankheit übertreffen.

5. Erklären Sie dem Patienten
   * den Unterschied von akut behebender und langfristig ersetzender Therapie.
   * wann, warum und wie die Einnahme erfolgt.
6. Ermöglichen Sie sich durch Verschreibungen für kurze Intervalle Kontrollen von:
   * Compliance
   * Nebenwirkungen
   * Wirksamkeit
   * Notwendigkeit der fortgesetzten Einnahme.
7. Verwenden Sie das für die Situation billigste (das „ökonomische") Medikament.
8. Vermeiden Sie Polypragmasie, vereinfachen Sie wo möglich!
9. Beachten Sie individuelle Risiken wie Alter, Jugend und Suchtpotential!
10. Schreiben Sie lesbar!
11. Vertrauen Sie Ihrem Gedächtnis bei der Verschreibung nicht zu sehr!
12. Bedenken Sie die Lebensumstände der Patienten.
13. Veranlassen Sie Patienten, abgelaufene Medikamente zu entsorgen.

Literatur

[1] McCormack J, Marinker M, Morrell D (1976–1992) Practice, A Handbook of Primary Medical Care. Kluwer, Brentford Middlesex, pp 2.1–2.22
[2] Hucker B (1981) Ethics Social Theory and Medicine. In: Richards JG (ed) Primary Health Care and the Community. Longman Paul, New Zealand, pp 366–372
[3] Vere DW (1978) Pharmacology. In: Fry J, Gambrill E, Smith R (eds) Scientific Foundations of Family Medicine. Heinemann, London, pp 647–671
[4] Balint M (1970) Treatment or Diagnosis (Deutsch: Das Wiederholungsrezept). Tavistock, London, pp 144–146
[5] Hadorn W (1983) In: Stucki P, Hess T (Hrsg) Lehrbuch der Therapie, 7. Aufl. Huber, Bern Stuttgart Wien, S 3
[6] Dippel DWJ, Touw-Otten F, Habbema JDF (1992) Management of Children with Acute Pharyngitis: A Decision Analysis. J Fam Pract 34: 149–159
[7] Magid D, Schwartz B, Craft J, Sanford Schwartz J (1992) Prevention of

Lyme Disease After Tick Bites. A Cost Effectiveness Analysis. The New England Journal of Medicine 327: 534–5418
[8] Maskell R (1992) Antibacterial Agents and Urinary Tract Infection. Brit J Gen Pract 42: 138
[9] Howie JGR (1979) Research in General Practice. Croom Helm, London, p 161
[10] Dunnell K, Cartwright A (1972) Medicine Takers, Prescribers and Hoarders. Routledge & Kegan Paul, London Boston
[11] Linden M (1981) Definition of Compliance. Int J Clin Pharm Ther Toxicol 19: 86–90
[12] Shires DB, Hennen BK (undatiert) Family Medicine. A Guidebook for the Practitioners of the Art. McGraw-Hill, New York Toronto

18. Das ärztliche Gespräch in der Praxis

Allgemeinärzte werden nicht nur wegen ihres medizinischen Fachwissens aufgesucht: Sie üben einen Beraterberuf aus, der über den diagnostischen Inhalt hinaus alle persönlichen Probleme und Lebensumstände mitbedenkt, die zum medizinischen Sachverhalt Beziehung gewinnen [1].

Der Zweck des ärztlichen Gesprächs in der Allgemeinpraxis ist die persönlich orientierte Begleitung des Patienten mit Körperbeschwerden unter diagnostischen und therapeutischen Aspekten: um den Menschen geht es in diesem Gespräch. Es ist das wichtigste Hilfsmittel der psychosomatischen Bewältigung und dient als therapeutischer Anteil des – dazu um Umweltthemen erweiterten – Konzeptes der psychosomatosozialen Medizin [2]. Es genügt nicht, die Diagnose einer Gonarthrose zu stellen und eine Behandlung zu verschreiben: Der Mensch mit der Gonarthrose hat Anpassungs- und Umstellungsprobleme, die angesichts der Krankheit auftreten; er muß mit der Krankheit, mit deren medizinischer Diagnostik und Therapie, mit seinem Beruf oder seinen sonstigen Lebensumständen, mit einer verletzten Eigenwertempfindung und Gefühlen verfrühten Alterns fertig werden; Diätfragen sind bei einer durch Gicht geförderten Arthrose zu besprechen. Die Gestaltung von Arbeit, Freizeit und Erholung soll auf das Leiden ausgerichtet werden. Dafür braucht der Patient einen verständigen Helfer, der ihn durch die erschwerten Lebens- und Gesundheitsumstände begleitet. S. Häußler sagte daher [3], daß Allgemeinmedizin an der Grenze zwischen Medizin und Gesellschaft tätig wird.

Warum sollte der Arzt das ärztliche Gespräch lieben? Er könnte doch die Vermeidung von Gefahren, die Erfüllung der Diagnostik und die sachgemäße Erledigung der Pharmakotherapie schon allein als wichtigste und fast unerfüllbare medizinische Aufgaben ansehen. Er wäre dann menschlich ärmer und therapeutisch bei vielem, was ihm in der Allgemeinpraxis begegnet, hilflos [4]. Es wird aber in der Zukunft nicht mehr genügen, eine medizinische Aufgabe pflichtgemäß zu erfüllen; der zunehmende Wettbewerb zwischen den Gesundheitsberufen führt dazu, daß die Art der menschlichen Begegnung in der Sprechstunde über die Beliebtheit des Arztes entscheiden wird [5].

Für eine wirkungsvolle Gestaltung der zwar kurzen, aber intensiven – und relativ doch zeitaufwendigen – Besprechungen, die dem Allgemeinarzt und seiner Methodik entsprechen, ist konzentriertes Zuhören und Ungestörtheit Bedingung. Eine Ordinationsgehilfin, die Telephonate und Papiere zur Erledigung in vernünftiger Weise einbringt, kann diese emotionell geladenen Momente gestalten helfen.

Dem Allgemeinarzt fehlt nicht Zeit sondern Verhaltenstechnik zum guten ärztlichen Gespräch [6], besonders weil ihn zahlreiche praxisfremde Schulen zur Übererfüllung seiner Rolle – zum ersatzweisen Psychotherapeuten oder zum Allesheiler – stempeln wollten und sein eigenes methodisches Rüstzeug daher fehldefiniert oder ungenau begrenzt wurde.

Obwohl das ärztliche Gespräch in der Praxis keine große Psychotherapie ist, besteht es nicht nur in der empathischen Anwendung eines guten Sprachschatzes. Aus den eigenständigen Zielen der Praxis ergibt sich ein in seiner Buntheit unwiederholbares Bild von Aufgaben: Im Querschnitt zahlreicher Einteilungen des ärztlichen Gesprächs und seiner Varianten, deren Anzahl fast noch die der Schulen übersteigt, verbleiben die folgenden *wichtigen Arten des ärztlichen Gesprächs in der Praxis*:

1. *Die verstehende und anhörende Psychotherapie* [7]: „Dem Patienten durch intensives, gezieltes Zuhören die eigene Verarbeitungsfähigkeit leihen".

2. *Die Besprechung des Körperproblems* in seinen diagnostischen, therapeutischen und Verfahrensaspekten, das ist: das eigentliche ärztliche Gespräch [8]: Es enthält Sachinformation sowie emotio-

nelle Glättung („Bearbeitung") somatopsychischer oder psychosomatischer Anteile des Körperproblems.

3. *Bearbeitung der gestörten Patienten-Arzt-Beziehung* [9, 10]: Psychische und psychosomatische Störungen der Patientenpersönlichkeit werden in die Patienten-Arzt-Beziehung eingebracht und überfordern deren Verarbeitungsrahmen. Es handelt sich vorwiegend um einen Fehlverlauf der beiden ersten praxisspezifischen Methoden, weil „Verstehen" gestört und „Besprechung" zu wenig wirksam ist.

Dann erscheint die praxiseigene Methode der Einfühlung und der heilsamen Empathie überfordert: Die Bewältigung dieser Fehlsteuerung des Normalverfahrens erfordert vertiefte, auf dem Grundwissen der Psychotherapieschulen aufbauende Selbsterfahrung, die in der Balintgruppe erworben werden kann. Die klassischen Problemsituationen sind überschaubar und auf dem Weg der Gruppenerfahrung lehrbar. Die meisten derartigen Probleme entstehen aus der speziellen Situation der Allgemeinpraxis oder zeigen sich bei ihr in charakteristischer Weise und sollen auch in Bezug zu dieser bearbeitet werden.

Entscheidend ist für den Allgemeinarzt nicht sofort die Diagnose des menschlichen oder Verhaltensproblems sondern dessen Bewältigung mit den Hilfsmitteln seines Berufes. Manche psychiatrische Diagnosen werden im Verlauf oder nach Überweisung hinter den ersten Symptomen vermutet und – manchmal – aufgedeckt werden.

4. *Gezielte therapeutische Gespräche* von klassisch psychosomatischem Charakter zu einem praxishäufigen und der Hausarztpraxis entsprechenden Einzelproblem (Todesfall, Krebs, Partnerproblem; Angst; Diät; Non-Compliance).

Sie werden noch ausführlich dargestellt werden.

Diese Liste ist zwar kurz, enthält aber mehr, als in wenigen Wochen (in der Lehrpraxis) erlernt werden kann. Das aufmerksame Verfolgen des „roten Fadens" in einem Gespräch mit Hilfe des „Inneren Ohres" gilt als wesentliche Lernhilfe [11, 12].

Die Fähigkeiten (A bis E), *die für diese Aufgaben benötigt werden,* sind zum Teil kognitiv zu erwerben (besonders A und C), zum Teil durch Selbsterfahrung und aktives Zuhören (besonders B und E) erlernbar:

A: Strategische Fähigkeiten des Überblicks über das Handeln bei Lenkung oder Öffnung des Gesprächs durch den Allgemeinarzt.
B: Festigung der Fähigkeit zur Empathie, um unter Leidensdruck von Patient und Arzt Übertragung und Gegenübertragung harmonisch zu gestalten.
C: Bereitschaft, psychosomatische Themen und praxisnahe Bewältigungsformen als solche zu erkennen und ihnen durch Gesprächsoffenheit, zunehmende Verarbeitungsfähigkeit und das ewig wachsende Verständnis für Symbolausdruck zu entsprechen.
Die Sensibilität des Arztes, dem Patienten eine Szene zu eröffnen, auf der er seine Gefühle darstellen kann, die Bereitschaft, dem Patienten Raum für eine Selbstdarstellung zugeben, sind die wichtigsten Eigenschaften des Allgemeinarztes für den Beginn des Gesprächs. Nach Balint soll der Arzt sich „verwenden lassen": Er stellt sich dem Patienten zur Verfügung und hört mit größter Sorgfalt zu.
D: Zeitökonomie ohne wesentliche Qualitätsverluste erreichen und die Kurzkonsultation als Chance sehen.
E: Die Grenzen von Arzt, Patient und Gespräch erkennen und befolgen.

Das Gespräch muß nicht unbedingt alle pathogenen Faktoren oder jeden pathologischen Ausdruck bewußt machen. Wer erträgt dies schon in so kurzer Zeit? Als einfaches Ziel mag die Herstellung eines vertrauensvollen Klimas der Wahrhaftigkeit genügen. Der Patient steuert diese Therapieform und verwendet die Aufmerksamkeit des Arztes für die Bearbeitung des von ihm besprochenen Problems.

Gerade die *methodischen Begrenzungen*, die die klassischen Schulen der Psychotherapie dem ärztlichen Gespräch im Praxisrahmen zuschreiben, sind aus der Sicht der Praxis dessen Vorteile:

* Der Allgemeinarzt untersucht und bespricht in der selben Sitzung [13]; er greift den Patienten an, sodaß starke emotionelle Bindungen gefördert werden: – Das Behandeln hat immer in Handanlegen bestanden, man muß es nur können.

* Die Situation der Praxis ist gestört durch andere Abläufe des Praxisbetriebs: – Der Patient hat eine geringere Schwellenangst und kommt angstfrei auch wegen anderer Dinge in die Praxis.
* Die kurze Gesprächszeit ermöglicht keine wirklichen Erfolge: – Einzelgespräche lassen sich gerade in der Allgemeinpraxis in beliebiger Reihenfolge aneinanderreihen, wenn sie nur nicht überlang sind. In einer betriebsamen Praxis sind noch immer täglich zwei „lange" Besprechungen von über 20 Minuten Dauer unterzubringen. Patienten werden durch mittellange Gespräche nicht so überfordert wie durch große Sitzungen [14].

Die Methode des allgemeinärztlichen Gesprächs ist nicht für die große Psychotherapie geeignet, die eine Methode der Secondary oder Tertiary Care ist, sie soll sie schon gar nicht ersetzen. Sie kann für die Patienten, die Rat suchen, ohne große Therapien zu wünschen, eine ausreichende Hilfe bringen oder schwierige Patienten so sehr im Gespräch schulen, daß sie der größeren Intervention gewachsen sind.

Es gibt auch *Argumente zugunsten der praxisnahen Methode:*

* Die große Psychotherapie verlangt vom Arzt allein (und nicht vom Patienten) beträchtliche Leistungen des Heilens und Behandelns. Praxismethoden sind anders: Der Patient wird in die Behandlung deutlich eingebunden: Vom ambulanten Praxispatienten kann mehr Eigenbewältigung erwartet werden. Die Aufdeckung bis zur Katharsis ist für die Probleme der Praxispatienten nicht das wichtigste Gesprächsziel [15].
* Die Gestaltung des Zeiteinsatzes in der Praxis läßt auch den Patienten mitbestimmen: Er kann das Gespräch nach beliebiger Zeit ausreichend finden; er kann wiederkommen, wie es ihm gefällt. Inzwischen wird im günstigen Fall seine Selbstheilungsfähigkeit zunehmen. Kommt er zum Hauptthema nicht wieder, so wird er wegen anderer Erkrankungen die Praxis wieder aufsuchen; seine Familie wird wiederkommen: Der Kontakt reißt auch dann nicht ab, wenn das psychische Problem geschont werden muß.
* Arzt und Patient werden auf Basis ihrer langzeitlichen Beziehung die geeigneten Zeiten für eine Fortsetzung des Gesprächs wählen können. Wie in der Diagnostik, so ist auch in der

Therapieform des ärztlichen Gesprächs der Einsatz der Langzeitbeziehung von Patient und Allgemeinarzt eine wesentliche, oft verkannte Hilfe.

Damit der Patient das Gespräch mitgestalten kann, bedarf es eines Machtverzichts des Arztes: Er ist ja der Geübte [16], er hat viele Gespräche pro Woche und er ist am Ordinationsort gefestigt. Der Allgemeinarzt wird jene Sprachwendungen kennen, die dem Patienten Raum für breite Darstellung geben und jene, die das Gespräch auf präzisere Ziele lenken.

Eine gute Supervision, nach Art der Balintgruppe als Fallbesprechungsgruppe, kann den Allgemeinarzt durch Gruppenkohärenz und vorsichtige Selbsterfahrung für die unerwarteten Zwischenfälle der Alltagsarbeit entängsten. Die Balintgruppe hat eine Schutzfunktion und wird daher auch nicht für foudroyante, schmerzhafte Selbsterfahrungen verwendet, sondern für eine langsame, handlungsbezogene Selbststärkung in der Nähe von Praxissituationen.

Jede Sprachäußerung ist auch ein Machtausdruck: Es lohnt sich, die Machtverhältnisse auch im Lauf des Gesprächs wiederholt mitzubedenken. Ein Gespräch, das vorwiegend Wissen und Erfahrung des Arztes verwendet, ist ein arztzentriertes Gespräch; ein Gespräch, das vorwiegend Wissen und Erfahrung des Patienten verwendet, ist ein patientenzentriertes Gespräch. Wir können dem Patienten die Möglichkeit zu sprechen eröffnen. Je nachdem, ob eine Frageform dem Patienten mehr oder weniger die Macht der Gesprächsgestaltung zuteilt, können wir sie öffnend oder schließend nennen. Die Einsicht in einfache Gesprächsstrategien beginnt bei den kleinsten Einheiten [17]:

Schließende Fragen lassen dem Patienten keinen Raum zur Selbstdarstellung, weil sie nur Ja-Nein-Alternativen oder einfache Sachantworten zulassen. (Beispiel: Wie alt bist Du? Wann war der Unfall?)

Öffnende Fragen eröffnen Möglichkeiten und geben Freiheit zur Darstellung (Wie haben Sie das gesehen? Wie war das? Was meinen Sie dazu?) [18].

Schweigen kann dem Patienten die Möglichkeit zu Nachdenken und freier Äußerung einräumen. Manchmal könnte es zuviel Spannung erzeugen: ein geübter Gesprächspartner unterbricht es durch kurze Wörter oder durch Silben, die Einverständnis zeigen und die Bereitschaft zum Zuhören verdeutlichen: Interjektionen wie Mhm, Ach so, ja... Und...?, helfen, die Kommunikation aufrechtzuerhalten und versichern den Klagenden der Aufmerksamkeit seines Zuhörers. Ein englischer Ausdruck, der diese ärztliche Aufgabe verdeutlicht, bezeichnet den guten ärztlichen Zuhörer als „benign mumbler". Echte Gesprächspausen soll der Arzt auch aktiv einräumen, um die Verarbeitung emotioneller Rührung zuzulassen, um sich und den Patienten vor Überlastung zu schonen, und um dem Patienten Zeit zum Nachdenken zu geben.

Auch die verschiedenen Rollen von Arzt und Patient während des Konsultationsablaufes sind zu bedenken: Die meisten Gespräche beginnen patientenzentriert und enden – manchmal zu schnell – arztzentriert. Der Patient ist Sachkenner seiner Beschwerden, der Arzt Kenner der Medizin; es bedarf aktiver Bemühung, das Gespräch nicht an sich zu ziehen und es patientenorientiert zu halten, sobald die Sachkenntnis übernimmt. Als Gegengeschenk erhält der Arzt mehr Information und der Patient mehr therapeutisch wirksames Gespräch [19]. Ein patientenzentrierter Abschluß kann zudem durch Teilnahme des Patienten an den therapeutischen Entscheidungen seine Compliance in der Durchführung der besprochenen Maßnahmen festigen [20].

Eine patientenorientierte Gesprächsstrategie des Arztes erlaubt dem Patienten daher zu Beginn des Gesprächs die Schilderung dessen, wo er Experte ist: die Beschreibung seiner Leidenserfahrung. Patient oder Patientin können sich während der Beschreibung ihres Problems finden und für schwierigere Diskussionen festigen. Ist der Patient in Gefahr, den roten Faden der Schilderung in der Wortflut zu verlieren, so werden ihm schließende Fragen helfen, sich zu festigen.

Hat er zu wenig Gesprächsstoff, wird eine eröffnende Frage weiterhelfen. Dies kann nicht immer gelingen: Der vom Leiden überwältigte Mensch, den Gram beugt und zum Schweigen bringt, kann durch Zuspruch nicht immer getröstet und soll zur Verarbeitung nicht gedrängt werden: Wenn ich auf ihn einrede, treibe ich ihn mit meinen selbststarken Äußerungen immer tiefer in sein Schweigen. Ruhe und Empathie helfen besser.

Nur die wortlose, vorsprachliche Körpersprache des Arztes ist eine Antwort auf der richtigen Ebene, wenn der Patient schweigt.

Sie, eher als Worte, soll verwendet werden, um Trost zu spenden: Ich reiche den bis zur Wortlosigkeit überwältigten Patienten ein Taschentuch, um sie zu trösten.

Körperberührungen werden im Gespräch selbst sehr vorsichtig eingesetzt: Der Weg zur schonenden Intimität tröstlicher Handberührungen führt beim Arzt über das Pulszählen. Weiß ich nicht, was ich sagen soll, so gibt es nur einen Weg: den Patienten zu fragen: Was wollen Sie jetzt sagen? (denn er steuert das Gespräch zu seiner Hilfe).

Die wichtigste Anteilnahme des Hausarztes als Berater besteht in Gefühlsbeteiligung und wahrscheinlich auch in Rührung: bei Erlebnissen, die der Patient nur allmählich zuläßt, ist der Arzt Wegbegleiter des Bewußtwerdens und kann die Angst des Erzählenden vermindern, mit beträchtlichem Einsatz seiner eigenen Empfindungen.

Zur Verarbeitung problematischer Inhalte und auf der Suche nach der *Wahrheit* des Erlebten kann der Arzt *Deutungen* [20] (Interpretationen) des Erzählten einbringen; in manchen Fällen verlangt geradezu der Patient die Deutung: Der Arzt als Hüter des Wahren soll ihm/ihr die Inhalte von Traum, psychosomatischem Erleben und angstvoll vermiedenen Gefühlen klären und erklären.

Deutungen (Interpretationen) werden erfahrungsgemäß vom Arzt nach ähnlichen Häufigkeitsregeln wie diagnostische Ersthypothesen eingebracht: Die häufigsten und häufigst zielführenden Deutungen aus früheren Gesprächen finden zuerst Eingang ins Gespräch. Das stellt auch schon eine Kritik der alltäglichen Interpretation dar: Sie kommt oft zu unmittelbar aus dem eigenen Erleben des Arztes, sie kann sogar seine eigenen Leiden und Probleme verdeutlichen und den Patienten belasten, statt ihn zu entlasten. Es ist daher nicht verwunderlich, wenn sich manche Ärzte und Berater nicht berechtigt fühlen, Deutungen einzubringen. Die Interpretation ist jedenfalls, so wie der Lösungsansatz zu seinem Problem, Sache des Patienten; der Arzt kann sie beide, (auch durch den Rat, der manchmal ein Rat-Schlag ist) nur in Gang setzen. Gerade ein symbolhafter Ausdruck kann wie ein Traumerleben dem Patienten anderes bedeuten als anderen Menschen, eingeschlossen den Arzt: Nur was dem Patienten selbst als richtige oder zugelassene Deutung erscheint, ist für ihn wertvoll. Es mag noch so preziös und intelligent erdacht sein: Wenn es auf ihn nicht Bezug hat und er es nicht annehmen kann, ist es bedeutungs- und wirkungslos.

Der legitime Beitrag des Arztes in der Deutung von Gesprächsinhalten und psychosomatischem Ausdruck ist höchstens der einer Datenbank früher erlebter Deutungen [21, 22]: Dabei hilft sein Wissen aus den großen Schulen und ihren Deutungsmodellen. Der Arzt kann durch vorsichtige Wegbereitung (Sehen Sie das wirklich so? – Könnte diese Erinnerung auf den letzten Streit mit ihrem Vater zurückführen? – Glauben Sie, daß die schwimmende Nixe mit Ihrer Kindheit zu tun hat? – Meinen Sie, daß der Streit nur von Ihrer Partnerin ausgeht?) dem Patienten eine Deutung ermöglichen oder nahelegen und dadurch seine Einsicht fördern. Diese Interpretation oder Besprechung ist dann gefärbt von der Gesprächsschulung des Arztes; sie ist nicht ausgeprägt patientenzentriert, läßt aber der Meinung des Patienten mehr Raum als direktive Deutungen, die zu besonderen Zwecken, die in der Allgemeinpraxis nicht gegeben sind, bei Vertretern tiefenpsychologischer Orthodoxien vorherrschen.

Es gibt verschieden stark patientenorientierte *Strategien der Beratungsformen* zur heilsamen Verwendung der Mitteilungen des Patienten. Verschiedene Stile ermöglichen verschiedene Grade der Freiheit. Der Arzt kann

* *Anhören* und den Leidensdruck durch aufmerksames Zuhören mildern.

Er kann

* *Deutungen geben*, er kann einen aktiv vorgetragenen
* *Rat* einbringen, oder er kann sogar (direktiv)
* *anleiten* [23].

Diese verschiedenen Stufen der Einmischung des Arztes in Entscheidungen des Patienten können den Zweck der wirklichen Einmengung verfolgen, aber auch eingesetzt werden, um Gegenpositionen des Patienten zu provozieren: Sie stellen jedenfalls verschiedene Stufen des direktiv–nicht-direktiven Spektrums der Beratungsformen dar.

Ein *Arzt arbeitet* dann *patientenzentriert,* wenn er

* im Gesprächsverlauf weniger von seinen Lösungsideen,
* weniger von seinen eigenen Problemen, und
* weniger von seinen eigenen Worten einbringt und erst recht
* körpersprachlich seine Macht nicht einsetzt, das Gespräch zu beherrschen – etwa durch Abwendung vom Patienten ohne Kommentar, durch unerklärtes langes Telephonieren im Beisein des Patienten, durch unaufmerksames Anhören der Klagen.
* Er wird vermeiden, Lösungen anzubieten, die zwar der Arzt, nicht aber Patient und Patientin verstehen. (Zum Beispiel weiß ein uninformierter Patient kaum, daß die Psychotherapie ein wirkungsvoller Heilungsweg ist; wird ihm Psychotherapie als Hilfe angeboten, kann er sich als hoffnungslos verstehen und auch diese Hilfe ablehnen.)
* Besser ist es, wenn der Arzt sich in weiser Selbstbeschränkung nicht mit seinen eigenen Lebensproblemen ins Gespräch einbringt: das würde den Patienten zusätzlich mit der Verarbeitung der Probleme des Arztes belasten und das Gespräch gar nicht mehr auf den Hilfesuchenden zentrieren.

Das *Ziel einer nicht-direktiven Verhaltensweise* des Arztes im Ärztlichen Gespräch ist zuerst [24]

* die Befreiung des Gesprächs von unnützem Konfliktstoff, der aus der Fehlgestaltung der aktuellen Interaktion geboren würde.
* Die Selbstentwicklung des Patienten als allgemein menschliches Lebensziel und Heilmittel durch diese Gesprächstechnik zu fördern.
* Dies gelingt auf dem strategisch bedeutsamen Umweg über Mitentscheidungen des Patienten in möglichst jeder Phase des Gesprächs und
* fördert Vertrauen mit dem Fernziel einer guten Patienten-Arzt-Beziehung.

Das Ziel der meisten Gespräche ist

* Übersicht über die Probleme und deren Leidensausmaß gewinnen;

* dem Problem einen Namen geben, den der Patient versteht;
* praktikable – auch vorläufige – Lösungen erarbeiten;
* Verhaltensänderungen auf das Maß des Patienten zuschneiden:
* nötigen Verzicht, beständige Hoffnung und bleibend unlösbares Problem abgrenzen.

Grundsätzlich ist anzunehmen, daß die Lösung eines Problems, die der Patient selber, nur unterstützt von der sachlichen Lösungskompetenz des Arztes, entwickelt, die geeignetste ist: Jede Lösung, die der Arzt im Inhalt – und nicht bloß in der Form der Entwicklung – beeinflußt, kann nur wieder eine Lösung des Arztes oder sogar für den Arzt sein. Die Übung oder Schulung des Arztes in der Methodik des Problemlösens kann dem Patienten am meisten helfen, wenn er seine eigene Lösung mit dieser Hilfe entwickelt. Die Frage „Herr Doktor, soll ich mich scheiden lassen?" wäre also nur mit „Ich weiß nur, daß *ich mich* nicht scheiden lassen will" zu beantworten. Die richtige Antwort an diesen Patienten heißt dann: Wie ist Ihre Meinung? oder: Was spricht dafür und was dagegen?

Wird dem Patienten mehr Verantwortung zugeschoben, als er tragen kann, so wächst seine Angst. Direktive Mitteilungen des Arztes im väterlichen Auftragsstil können durch berechtigte Autorität beruhigen. Sie sind es aber auch, die im Zug des Selbstwerdens am ehesten zurückgewiesen werden oder Autoritätskonflikte ins Gespräch einbringen.

Solche Konflikte sind selten unmittelbare Produkte der Patienten-Arzt-Beziehung; am wahrscheinlichsten entstehen sie aus lebensgeschichtlich erklärbaren Konflikten oder Entwicklungsproblemen der Patienten (oder der Ärzte). Ein Bezug zum aktuellen Gesprächsthema kann vorliegen und ist Gegenstand der Balintarbeit. Solche Emotionen werden im Gespräch an die Oberfläche gebracht und äußern sich während ihres Ausbruchs als konflikthafte Interaktionen, die an ihren Ursprung, an die originale pathogene Situation, erinnern können [25]. Die scheinbar gestörte Patienten-Arzt-Beziehung im Ärztlichen Gespräch oder in einer konflikthaften Praxissituation sollte als schauspielerisch dargestellte Fassung des pathogenen Konfliktes und damit als günstige Gelegenheit zur Verarbeitung angesehen werden.

Nimmt der Arzt den Patienten auch in der Krise an, so besteht Hoffnung auf eine dramatische – und lösende Verarbeitung des Konfliktes: Die Verarbeitungskraft des Arztes wird dem Problem des Patienten dienstbar gemacht. Ist der Arzt durch eigene ähnliche Konflikte behindert, so wird seine Verarbeitungsfähigkeit für diesen Patienten und dieses Thema vermindert sein; eine dramatische Fehlsteuerung des Gesprächs kann dadurch zu konflikthaften Interaktionen bis hin zur Auflösung der Patienten-Arzt-Beziehung führen.

Die Balintgruppe

Die Bearbeitung der gestörten Patienten-Arzt-Beziehung kann in der *Balintgruppe* erfolgen. Durch die nun langjährige Praxis dieser patientenzentrierten Selbsterfahrungsgruppen sind einige besonders charakteristische Modelle der Störung und der Heilung der Patienten-Arzt-Beziehung in den Vordergrund getreten [26]:

* Der sogenannte banale Fall
* Die Verzettelung der Verantwortung bei Mehrfachbetreuung
* Die angstvoll übertriebene Hausbesuchsberufung („unnötiger" Hausbesuch)
* Das Kind als vorgeschobenes Symptom
* Der Wartezimmerneurotiker

Diese Aufzählung fixer Verhaltensmuster könnte darüber hinwegtäuschen, daß die Balintgruppe häufiger der Bearbeitung undifferenzierter Symptome, der Besprechung unklarer und gering ausgeprägter Pathologie dient: In der Balintgruppe stellt einer der Gruppenteilnehmer eine(n) Patienten/in vor, welche ihm „nicht aus dem Kopf gehen". Die ungünstig verlaufene Beziehung wird durch die Erzählung auf die Gruppe übertragen und diese stellt die Beziehungsmuster, Persönlichkeiten oder Konfliktschwerpunkte durch Gruppenteilnehmer dar, die einem Anteil des Problems nahestehen. Zu Ende der Fallbesprechung haben sich mäßige Selbsterfahrungsanteile für jeden Gruppenteilnehmer ergeben; jedoch ohne persönliche Bedrängnis: es wurde vorwiegend über den Patienten gesprochen. Während des Gesprächs konnte in verteilten Rollen der Problemanteil der vorgestellten Patienten-Arzt-Beziehung vermindert werden. Der Kollege, der (Die Kollegin, die) einen Patienten vorgestellt hat, nimmt meist kein fixes Rezept, sondern mehrere mögliche Bewältigungsmodelle mit sich.

Die Gestaltung der Balintgruppe, über die nun schon eine umfangreiche Literatur existiert [26–28], steht dem Beruf des Allgemeinarztes näher als die klassische analytische Selbsterfahrungsgruppe: die Besprechung verbleibt auf der Ebene ärztlichen Handelns und berufsnaher Emotionen. Einsichten mit Hilfe des Gedankenguts der analytischen Techniken können jederzeit einfließen, sind aber nicht das einzige Hilfsmittel zur Bewältigung der vorgestellten Probleme. Auch Exklamationen, Mitteilungen über Körperempfindungen und schlicht emotionelle Äußerungen sind zugelassen, wenn sie nur von Emotionen handeln und nicht von deren Abstraktion oder Theorie. Theoretische Darstellungen aus dem Lehrbuch, die den Kontakt mit dem emotionellen Thema vermindern, werden vom Gruppenleiter meist diskret abgewiesen. Er hat neben der Tätigkeit eines fähigen analytischen Gruppentherapeuten auch die Aufgabe des echten Lehrers, der die Gruppe mit Grundtatsachen aus dem Gedankengut der Balinttradition vertraut macht.

Der Arzt, der sich einer Balintgruppe anvertraut, ist dort wirklich nicht Patient. Er hat eher zu erwarten, daß ihm die belastendsten Erlebnisse der Arbeit als Allgemeinarzt durch Erklärung und Mitempfinden durchleuchtet und bewußt gemacht werden. Dadurch wird seine Arzt-Patienten-Beziehung erleichtert, seine Ermüdung vermindert und die Schönheit seiner Arbeit mit den Patienten kommt (neuerlich) zur Geltung. Die meisten Ärzte, die Balintgruppen besuchen, haben weniger Müdigkeit im Beruf, können mehr Ärztliche Gespräche von tieferem Problemgehalt auf sich nehmen und profitieren von der dort schonend wachsenden Selbsterfahrung.

Die Grundtatsachen der Tiefenpsychologie werden unter den genannten Bedingungen natürlich auch verstanden werden, aber aus Handlungsaspekten: und dies entspricht dem Beruf, der Theoretisieren nicht so sehr braucht wie problemangepaßtes Handeln. Ob diese Anpassung bis zu einem selbstverständlich richtigen Handeln vorangetrieben werden kann, bleibt zu beweisen.

Aus der Balintgruppenarbeit erwächst Verständnis zu Fehlgestaltungen und falschen Organisationsformen der medizinischen Betreuung. Eine Systemkritik unserer Gestaltung der Medizin kann sich ebenso ergeben wie vertiefte Einsicht in das Wesentliche der Patienten-Arzt-Beziehung. Einige Fallbeispiele erklären dies noch besser:

Ein 27jähriger Mechaniker klagt über anhaltende Kreuzschmerzen. Diese sind durch Röntgenuntersuchung und Labor nicht zu erklären. Auch die Exploration nach dem häufigsten nicht – organischen Krankheitszustand, der Depression, verläuft erfolglos. Die markanten Schmerzen werden erst nach längerer Zeit als Folge der belastenden Ehesituation und einer für ihn sehr fordernden Ehefrau erkannt. Dieser *sogenannte banale* (Kreuzschmerz-) *Fall* erwies sich als hochproblematische psychosomatische Persönlichkeitsstörung.

Eine 72jährige Pensionistin verlangt zwei Überweisungen, zum Urologen und zum Internisten und erhält sie fraglos. Nachdem die Befundbriefe ohne wesentlichen Neuigkeitswert eingetroffen sind, will sie eine gynäkologische Untersuchung durchgeführt haben. Der Allgemeinarzt, der seine Aufgabe der Erstbeurteilung bei den ersten Überweisungen vernachlässigen mußte, lädt sie nun doch zu einem Gespräch: Sie berichtet – nun endlich – von Todesängsten nach dem unerwarteten Krebstodesfall einer nahen Freundin. Die Besprechung von Tod, Sinngebung und Lebenserfüllung mündet in eine Wiederbestellung. Diese *Verzettelung der Verantwortung* zwischen verschiedenen Betreuern kann noch gefährlicher werden, wenn jeder der Ärzte seine Medikamente verschreibt und Mehrfachtherapien mit unkontrollierten Mehrfachnebenwirkungen erwachsen. Der Begriff Verzettelung bezieht sich auf das Zuschieben der Hauptbetreuungsaufgabe zwischen desinteressierten Betreuern, die nur ihre offizielle Rolle erfüllen und den leidenden Menschen nicht wahrnehmen.

Eine Mutter eines zweijährigen Mädchens erzählt, daß dieses sich öfter aufs Ohr greift und sehr unruhig ist. Die Untersuchung des Gehörgangs ergibt einiges Cerumen und der Versuch, es zu spülen, führt zu erregten Protesten der Tochter. Während die Tochter sich gegen die Ohrenspülung zur Wehr setzt, bricht die Mutter in Tränen aus: Das *Kind* wird *als vorgeschobenes Symptom* der

Mutter erkannt. Die Schwierigkeiten der Lebensbewältigung und der Rollenumstellung in die Mutterrolle werden damit das eigentliche Thema. Manchmal ist dieses Ergebnis schon aus der leidenden Körpersprache der Mutter, die ihr Kind präsentiert, zu erahnen.

Auch Hausbesuchsberufungen, denen auf ersten Anblick die Rechtfertigung durch einen erkennbar erkrankten Patienten fehlt, können als Klageverhalten oder neurotische Inszenierung der Familie erkannt werden:

Ein 76jähriger pensionierter Bauschlosser läßt zu akuten Herzschmerzen berufen: Beim Eintreffen des Arztes sind Tochter und Ehefrau des Patienten sehr beunruhigt und geben ihrem Kummer mehr Ausdruck als der angebotene Patient, dem auch bei gewissenhafter Nachschau nur ein costochondraler Schmerz zu attestieren ist. Die Angst der Angehörigen hat zu einer Überreaktion geführt. Eine Beteiligung der Angehörigen am Problem erweist sich besonders durch umfangreiches Klagen im Mißverhältnis zum erkennbaren Ausmaß des Problems [29, 30].

Die Hausbesuchsorganisation ist nicht die einzige Gelegenheit zur indirekten Manifestation menschlichen seelischen Leidens: Die einzige rigide Ordnung, die eine Arztpraxis verlangt, ist die der Wartegruppe im Warteraum. Patienten, die Normenprobleme darstellen müssen, werden häufig bei dieser Gelegenheit unruhig: Eine 57jährige Witwe spricht regelmäßig mit dem Arzt über den Verlust ihres geliebten Mannes, der als Pianist sehr erfolgreich war, aber einem Coloncarcinom erlegen ist. Sie bringt nach der gewohnten Trauerzeit einen neuen Partner in die Praxis und fällt bei Gelegenheit ihres nächsten Besuches durch erregte Auseinandersetzungen mit der Assistentin auf, der sie Benachteiligungen im Bestellsystem – zu Unrecht – vorwirft. Die Konsultation beim Arzt nach dieser Szene ist eher oberflächlich, weil gar kein Leidensdruck verblieben ist. Auch der verstorbene Mann wird nicht mehr besprochen. Die Patientin wird nach diesem Ereignis nicht mehr gesehen.

Männer, die im Wartezimmer oder Vorraum durch erregtes Begehren ihres korrekten Bestelltermins die Ordinationsgehilfin belasten, erleben sich meist auch anderswo benachteiligt. Autoritäten wie Vater, Onkel, Lehrer oder Chef beachten (beachteten) ihren Eigenwert zu wenig. Die Beziehung zum Vater war meist nicht gut und die Patienten suchen noch immer eine schonende Norm, die ihre Angst vermindert und sie nicht überfordert – manchmal in erregter Form. Es lohnt sich trotz aller dieser Einsichten, das Wartezimmerproblem dieser gequälten und quälenden Menschen vorerst nicht auf der aufdeckenden sondern auf der Verhaltensebene zu lösen und ihnen eine der folgenden (verschieden menschenfreundlichen) Redewendungen anzubieten:

* Ich verstehe Ihr Problem, machen wir erst einmal Medizin.
* Das Warten macht Ihnen sicher Schwierigkeiten; können wir das zum Schluß besprechen.
* Sie müssen nur deshalb warten, weil ich gerne mit jedem Patienten ausführlich arbeite.
* Oder: Ich bin auch schon lange hier.

Der Leidensausdruck des Patienten in der Praxis erfolgt nicht allein innerhalb der fixen Situation der Konsultation; auch alle anderen Anteile der medizinischen Organisationsform Allgemeinpraxis veranlassen die Menschen, ihr Leid oder ihr Leiden darzustellen. Der Arzt erlebt solche Patienten meist zuerst als Problempatienten. Seine verständliche Überreaktion auf jede dieser geradezu klassischen Situationen wird in der Balintgruppe als Symptom der Patienten-Arzt-Beziehung, also auch des Arztes, gedeutet; die Festigung seiner Persönlichkeit anläßlich der Besprechung dieser Patienten ermöglicht ihm, ihnen entgegenzukommen, sie in der Krise zu verstehen, sie notfalls ohne Murren zu ertragen und auch diesen schwierigen Menschen einen gerechten Zugang zur medizinischen Hilfe zu ermöglichen.

In der Allgemeinpraxis werden die bekannten Beratungstechniken der Schulen in Auswahl (eklektisch) eingesetzt, weil sie anderen Zielen dienstbar gemacht werden als in der großen Therapie. Die *Balintgruppe*, wie andere Fallbesprechungsgruppen, ermöglicht auch den schonenden Erwerb eines Basisrepertoires zur Deutung oder Bewältigung des psychosomatischen Ausdrucks eines leidenden Menschen. So wie Patienten unter Leidensdruck und Angst mit der Methode Michael Balints verstanden werden können, werden andere vorsprachliche Ausdrucksformen verständlicher, wenn einige Deutungsmodelle beispielhaft in der

Gruppe besprochen wurden. Die Gruppe hilft durch Kritik allzu individueller Deutungen; in ihrer Mitte gelingt eine Grundschulung der Fähigkeit zur Interpretation; meist werden von den Gruppenteilnehmern verschiedene Deutungsmodelle angeboten; die Vielfalt von Methoden und Deutungen, die einem Problem zugehören können, wird ersichtlich.

Der Wert der Balintgruppe liegt auch in der Unvollkommenheit der in ihr erarbeiteten Lösungen: Da der Kollege die erarbeiteten Lösungsmöglichkeiten in der Praxis testen kann, hat er einen Kanon von Möglichkeiten, aber keine streng bindende Antwort für das Problem seines Patienten. Die einzelnen Bausteine verbesserten ärztlichen Handelns in Deutung und Bearbeitung, die er aus der Gruppe mitnimmt, können in vielen künftigen Konsultationen eingesetzt werden.

Sterben, Tod, Trauer

Die genannten Verhaltensmodelle sind auch anläßlich einer der klassischen hausärztlichen Besprechungsformen, dem *Gespräch mit Angehörigen Verstorbener* anwendbar:

In meiner Allgemeinpraxis finden sich solche Gespräche jeden dritten bis fünften Tag; nicht immer wird eine derartige unbewältigte Trauer direkt, aus Anlaß eines in Obhut des Arztes verstorbenen Menschen besprochen. Die in Konsultationen routinemäßige Frage nach belastenden Lebensereignissen und nach der Familiensituation läßt die Patienten meist ihr Problem sehr schnell, oft explosiv und weinend, darstellen; das Vertrauen zum Arzt zeigt sich darin, daß das Taschentuch dafür schon bereitgehalten wird.

Indirekte Präsentationen sind unter allen körpersprachlichen Zeichen der Abwehr (Nackenschmerzen, Kreuzschmerzen, Schulter-Arm-Syndrom) möglich, aber auch mit Signalen von der Art „Ich kann es nicht mehr tragen" (Kreuzschmerz, Müdigkeit und andere Zeichen der Handlungsunfähigkeit) oder Formen des Angstausdruckes und des Schuldgefühles.

Im Gegensatz zu geläufigen Vorstellungen wird ein Todesfall selten unter Depression verarbeitet, weit eher unter Zeichen der Schuld, der (Selbst-)Beschuldigung und der Trennungsangst. Der

Arzt kann den Gesprächsanfang bei diesem und ähnlichen Verlusterlebnissen durch die Frage „Was war schuld am Todesfall" gezielt auf das Hauptproblem wenden. Das Gespräch soll dem Trauernden ausreichende Gelegenheit zum Klagen einräumen: der Arzt hat vor allem die Rolle des privilegierten Zuhörers. Wird ihm die Schuld am Todesfall zugewiesen, so wird er dies – auch bei wahrscheinlichen oder begründbaren Schuldzuweisungen – im Interesse der Behandlung nicht ernst nehmen und sich nicht zu Selbstbeschuldigungen verführen lassen. Denn Schuldempfindungen oder Beschuldigungen sind ein sehr häufiger Weg der Aufarbeitung eines Verlustes. Dem Trauernden ist nicht geholfen, wenn der Allgemeinarzt sich in seine Trauer hineinziehen oder in seine Selbstbeschuldigung verstricken läßt. Das Gespräch gewinnt an Verarbeitungskraft, wenn der Arzt alle Mißempfindungen und Beschuldigungen, die der Trauernde darstellt, ernst nimmt, aber nicht auf sich, sondern auf den Verstorbenen bezieht [31, 32].

Trauer ist ein natürlicher Selbstheilungsprozeß. Trauer ist nicht als Krankheit aufzufassen: Depressive oder schwierige Neurotiker können nicht trauern. Daher ist die Gabe eines Psychopharmakon „gegen" die Trauer falsch, es kann aber bei starken Trennungsängsten oder bei protrahierter Trauer aus depressiver Kraftlosigkeit indiziert sein. Dem Patienten, der seine Trauer beim Begräbnis durch ein betäubendes Medikament eingrenzen will, ist zu raten, daß er den Gruppenprozeß, der durch Priester oder Redner in Gang kommt, verwenden soll, um die eigene Trauer in einem der letzten wirksamen Gruppenrituale, die unsere Kultur zuläßt, zu verarbeiten. Besteht der Patient auf dem Medikament, so halte ich die Verschreibung von Placebodosen für ethisch vertretbar.

Das Gespräch mit Angehörigen Verstorbener ist auf Grund des starken Selbstdarstellungswillens der Trauernden besonders stark auf den Patienten bezogen: Der Trauernde wünscht nur von seinem Verlust zu reden. Erzählungen des Arztes von dessen Verlusten wird er nur als lästige Unterbrechung auffassen. Die transzendente Grundhaltung jedoch, die ein gefestigter Berater, angepaßt an die Weltanschauung des Patienten, aus eigener Erfahrung vermitteln kann, ist der einzig wirkliche Trost angesichts des Abgrunds von Unsicherheit, den jeder Todesfall, so wie jeder plötzliche unerwartete Schicksalsschlag, an einem naiv diesseitigen Weltbild auslöst.

Auch die *Aufklärung des Patienten über eine bedrohliche oder sogar tödliche Krankheit* beschwört Aspekte der Todesproblematik:

Die entscheidende Frage in jedem dieser Gespräche, die nach der Ehrlichkeit der Mitteilung, ist auch von rechtlicher Seite beantwortet worden: In Österreich besteht grundsätzlich Aufklärungspflicht über den Inhalt bedrohlicher medizinischer Erkenntnisse. Ein anderer Teil des Ärztegesetzes jedoch läßt gestufte Informationen unter der Begründung zu, daß der Arzt jede Mitteilung so einrichten muß, daß vor allem Heilung oder Gesundheit des Patienten gefördert werden.

Die Alltagspraxis dieser angstbeladenen Mitteilungen ist dennoch erstaunlich einfach [33]: Werden hochgefährliche Befunde erhoben, so darf der Arzt diese im Interesse des Patienten vorerst bezweifeln; auch wenn der Arzt weiß, daß kein Zweifel möglich ist. Die Überlegungen zum Befund und die Bemühungen, ihn durch weitere Untersuchungen zu beweisen oder zu widerlegen, erlauben dann, das Drama der Erkenntnis szenisch auszutragen. Ist kein weiterer Zweifel möglich, so sind prognostisch günstige Aussagen am Platz, um den Lebenswillen des Patienten nicht zu schädigen: bei voller Wahrhaftigkeit der diagnostischen Mitteilung ist es für die Mehrheit der Patienten günstiger, keine tödliche Prognose für die unmittelbare Zukunft oder überhaupt zu erhalten. Diese Hoffnung wird dem Patienten durch Erörterungen über verschiedene Verläufe und über die Wirksamkeit verschiedener Therapieformen vermittelt.

Zur weiteren Verminderung des Schocks der Mitteilung, besonders vor der Suche nach AIDS, kann der Hausarzt schon vor der Erhebung potentiell bedrohlicher Befunde alle möglichen Konsequenzen mit dem Patienten besprechen. Prognostisch günstige Argumente sollen, wo irgend möglich, schon in diese Vorerwägungen einfließen.

Während der Arzt einfache Alltagbefunde nicht sehr ernst nimmt, erlebt der Patient schon aus diesem Anlaß eine beträchtliche Dramatik: Die Besprechung schon einfacher Befundwahrheiten von verhältnismäßig unbedrohlichem Charakter hat in der Welt des Patienten wesentliche Bedeutung: ansonsten hätte er den Befund nie erheben lassen und wäre nicht gekommen; ist es doch seine persönliche Wahrheit, um die es geht. Er will wissen, was der pathologische Befund für seine künftige Lebensgestaltung und für sein künftiges Verhalten aussagen kann. Auf Grund ihres täglichen Umgangs mit emotionell bedeutsamen Befunden erwarten Ärzte nur bei der emotionell gespannten Aufklärung zur Krebserkrankung oder bei Mitteilungen über die Multiple Sklerose eine Dramatisierung von Befundmitteilungen. Für den Patienten ist jede einzelne, alltägliche Befundinformation eine neue Erfahrung zu seinem Leib; jede einzelne kann daher verborgene Minderwertigkeitsgefühle ansprechen, Ängste bestärken und Widerstände auslösen. Erfolgt die Mitteilung nicht in einer wertfreien oder balancierten Sprache, so kann der Patient den ganzen Ärger über die Mitteilung auf die bloße Sprachform des Arztes projizieren und den Arzt zusammen mit der diagnostischen Aussage abwehren: Schon in der Antike wurden die Überbringer übler Nachrichten erschlagen.

Der Widerstand gegen die Einsicht in eine diagnostische Wahrheit veranlaßt den Patienten, ein selbstschädigendes Verhalten weiter auszuüben und eine angstvoll abgewehrte, notwendige Therapie nicht zu machen. Dies kann schon beim banalen Zahnschaden sein, der nicht behoben wird, weil orale Ängste den Patienten beherrschen: Der Patient kommt wiederholt mit davon erklärbaren Mund- und Sehnenscheidenentzündungen, ohne die Zähne sanieren zu lassen.

Das Besprechen der Wahrheit: Es ist nicht damit getan, daß der Arzt dem Patienten „die Wahrheit wie einen nassen Fetzen hinwirft" (Dickhaut [34]) [35]; „Der Arzt sollte den Patienten in die Wahrheit wie in einen schützenden Mantel hüllen." Haben wir den Schock der Befundmitteilung ausgelöst, so sollen wir dem Patienten die Möglichkeit einräumen, seine Reaktion hier und jetzt durchzuarbeiten, um einigermaßen getrost aus der Sprechstunde fortzugehen. „Was sagen Sie dazu? Was wird Ihre Familie/Frau/Mutter/Vater dazu sagen? Was erwarten Sie sich von der Operation? Kennen Sie sich aus?" Dieses Mindestrepertoire von Fragen hilft den meisten Patienten, den ersten Schock einer neuen Einsicht, dem die Lehre der Psychosomatik durchaus heilende Folgen zuschreibt, human aufzuarbeiten. Auch krisenhafte Überreaktionen werden so im Milieu einer guten Beziehung aufgefangen.

Die getätigte Aufklärung zu einer schicksalhaften Erkrankung ist ein emotionelles Band, das der Aufklärende merkbar zu bejahen hat. Wird in meiner Praxis die Diagnose einer gefährlich verlaufenden Krebserkrankung gestellt, so veranlasse ich im Beisein des Patienten, daß mein Telephondienst (die Ärztezentrale) Anrufe dieses Patienten jederzeit, also auch nachts, an mich weitergibt.

Damit habe ich schon augenblicks deutlich bewiesen, daß der Patient meine besondere Zuwendung hat. Denn wer aufklärt, muß dann auch betreuen (können) [36]. Aus diesen Bedingungen folgt, daß Bemerkungen im Vorbeigehen oder in einem Nebensatz aus Anlaß einer gefährlichen Diagnose keine menschliche Form der Aufklärung, sondern eine unmenschliche Unterlassung darstellen.

Angst

Mit der *Angst von Arzt und Patient* ist immer zu rechnen [37]: Sie führt zu

* unzureichenden Mitteilungen durch den Patienten, manchmal zu
* echten, also unbewußten Maskierungen im somatisierten Angebot;
* Darstellung von Beschwerden auf Umwegen unter dem Motto des Als – ob oder als Beschreibung von Erkrankungen anderer;
* Überreaktionen auf einfache organische Veränderungen mit
* Forderungen nach Untersuchung am Ort angeblich größter Hilfe (Überweisungswunsch an die Universitätsklinik, Rettungsambulanzberufung bei Herzangst);
* Belastungen der Ordinationsgehilfin durch angstvoll drängendes Wartezimmerverhalten;
* Angst vor Befunderbebnissen, die deswegen lange nicht eingeholt werden;
* Überbefundungsbegehren bei Bagatellbeschwerden (der sogenannte banale Fall);
* Fehl- oder Nichtverwendung von Medikamenten, auf deren Wirkungen oder Nebenwirkungen die Angst projiziert wird;
* irrig beschleunigten Hausbesuchswünschen (der unberechtigte oder unberechtigt dringliche Hausbesuchswunsch);
* ärztlicher Abwehr bei Problemen, die der Arzt selbst ungern an sich wahrnimmt (der rauchende, alkoholische, fettleibige Arzt);

* Behandlung von Gesundheitsstörungen am Patienten, die der Arzt ungern an sich wahrnimmt (z.B. Depression);
* Überuntersuchung oder unnützer Überpräzision bei offenbar kleinen Gesundheitsstörungen oder wenn die Verlaufsbeobachtung die ganze Antwort bringen kann;
* Polypragmasie und Mehrfachverschreiben aus Absicherungsbedürfnis;
* ritueller Überpräzision in Aufarbeitung und Dokumentation.

Die Gruppe angstbetonter Überreaktionen läßt sich häufig mit den Ego-Defense-Mechanismen nach Anna Freud erklären: Die zu wenig wahrgenommene Angst von Arzt oder Patient wird durch zwangshafte, rituell umgeformte und ihrer Sachbasis beraubte Präzisierungen ausgelebt, statt erkannt zu werden. Die Suche nach prestigereichen Helfern ist nur ein weiteres Symptom dieser Tendenz.

Somatisierte und indirekt dargestellte Angstzustände [38]: Da die eigene Angst ungern wahrgenommen wird, setzt der leidende Mensch sie in andere Ausdrucksformen um, die nach Haltung des (Unbewußten im) Patienten kulturell zugelassen sind und seinen Selbstwertwünschen entsprechen. Er verkörpert sie oder drückt sie sonst indirekt, zum Beispiel im Konsultationsverhalten, aus. Neben der Depression sollte auch die Angst als wichtiges psychisches Symptom in der Allgemeinpraxis aufgefaßt und regelmäßig ins Frageprogramm eingebaut werden. Ich frage „Wovor fürchten Sie sich?" oder: „Von der Angst haben wir noch nicht geprochen..." oder: „Gibt es etwas, wovor Sie sich besonders fürchten?" Dies Frage sollte so wie die „Wie steht es mit Ihrer Sexualität?" dem Arzt häufiger einfallen als manche komplexe Anamneseritualien zum psychischen Befinden. Ist der Arzt besorgt, den Patienten durch eine plötzliche Frage aus dem genannten Umkreis zu verletzen, lohnen sich die Einstiegsfragen „Schlafen Sie gut? Wie geht es mit der Familie? Sind Sie bei Energie?" als allgemeinere Grundfragen zum psychischen Thema. Sie sollen aber nicht schon das Ende der Fragen sondern tatsächlich deren Anfang sein.

Umgang mit der Angst: Hat der Arzt Angst vor einer unvollkommenen ärztlichen Leistung, etwa vor mangelnder Absicherung eines potentiell bedrohlichen Befundes, so soll er diese Angst mit dem Patienten besprechen. Das Gespräch hat dann sowohl sachlichen Gehalt als Information, wie auch therapeutischen Charakter: Der Patient könnte genauso Angst haben wie der Arzt, nur wurde noch nicht davon gesprochen ... Gefühle hat man gemeinsam.

Die Teilung gerade des mißliebigen Gefühles ist unser therapeutischer Auftrag angesichts des Patienten, der Angst hat. Angst ist die vordringlichste Indikation zum Ärztlichen Gespräch, die ich kenne. Die Nicht-Besprechung von Patientenängsten hängt meist mit der Verschreiberate von suchtfördernden Sedativa an Patienten und – mit der Müdigkeit des Arztes am Abend eines Arbeitstags – zusammen ... Als Gesprächsmethode empfiehlt sich empathisches Anhören mit voller Zuwendung, dann die Frage nach dem Sinn der erlebten Angst. Auch die Frage, ob sich hinter der erlebten Angst eine Todesangst verberge, ist hilfreich. Es hilft schon, darauf hinzuweisen, daß Angst auch etwas Normales, Notwendiges und Häufiges ist: „Wenn ich auf der Straße stehe und ein Fahrzeug kommt, und ich keine Angst erlebe, bin ich erst recht in Gefahr ..." Die Möglichkeit, aus der Angst die richtige Handlung abzuleiten, läßt sich darin gut darstellen.

Diätgespräche

Diätgespräche zur Gewichtsreduktion werden anläßlich kurzfristiger Erkrankungen vom Patienten selbst eingefordert, bei vorsorgemedizinischen Anliegen noch deutlicher vom Arzt angesprochen. Der Wunsch nach Abmagerung kann ein echtes Anliegen der sekundären Prophylaxe bei eingetretener koronarer Herzkrankheit, bei Diabetes mellitus und bei anderen Überernährungserkrankungen sein. Gelegentlich ist er nur Ausdruck eines modischen Wunsches, wenn im Frühling die Badeanzüge nicht mehr passen oder ein Bürowettbewerb läuft [39].

Die Beratung soll größere Schäden vermeiden helfen und eine sinnvolle Abmagerung ermöglichen. Junge Menschen unter 19, insbesondere Mädchen, sollten nicht unbedingt eine Abmagerungsberatung haben, weil anorektische oder Pubertätskrisen mit sinnlosen Diätvorhaben eingeleitet werden. Ist ein Patient nicht sicher als gesund erwiesen (wer ist das schon?), so ist es wichtig, sich eine sachliche Übersicht zu verschaffen, ob eine bösartige

Erkrankung vorliegt: andernfalls wird das wohlorganisierte und erfolgreiche Hungern aus Angst vor einer bösartigen Erkrankung abrupt abgebrochen. Radikale Hungerkuren finden nicht die Anerkennung aller Autoritäten: Stark kalorienreduzierte Ersatznahrungsmittel werden angezweifelt. Was die Patienten wahrscheinlich wirklich suchen, ist die emotionelle Stütze zur neuerlichen Selbstfindung nach leibentfremdenden Überforderungen und die Willenskraft, ein unmenschliches Unterfangen (die Minderernährung des geliebten Körpers) mit menschlichen Methoden zu erreichen. Die dazu stärkste Motivation ist das grundsätzliche Lob und die Anerkennung des besseren körperlichen Aussehens, gesehen durch die Augen der Autoritätsperson Arzt.

Ärztlich ausgelöste Angst ist grundsätzlich kein Weg zur Motivation. Es ist besser, die Abmagerung oder Schlankerhaltung mit der erstrebten körperlichen Gesundheit zu begründen als mit Angst vor schweren Erkrankungen. Die Erklärung jeglicher Abmagerungsmethode ruft den Widerstand des Patienten hervor. Er wird dagegenhalten, daß er irgendwelche Nahrungsmittel, die beispielhaft vorgestellt wurden, sicher nicht ißt und dem Arzt ein Gefühl der Unwirksamkeit vermitteln: auch üble Gefühle zu besprechen ist Sache des ärztlichen Gesprächspartners. Um seine Entscheidungskraft zu stärken, soll der Patient möglichst selbst entscheiden, welche Art von Diät er auswählt. Die Art der Diät ist Sache der Information, die Entscheidung über ihre Durchführung erlaubt einen Prozeß der selbständigen Wahl. Anzusprechen sind auch Gefühle der mangelnden Sättigung des Mundes, während „der Magen längst satt ist". Den Patienten wird empfohlen, auf den Magen zu horchen und nicht die Wünsche des Mundes zu erfüllen. Essen wird als einer der Wege besprochen, sich einen Körperpanzer zuzulegen: Fettleibige sind meist empfindsame Menschen, die eine „dicke Haut" als Schutz zwischen sich und die bedrohliche Welt setzen.

Einige wichtige Verhaltensregeln:

* Wer für andere einkauft, ißt meist etwas vom Mitgebrachten.
* Der volle Kühlschrank lädt zum Essen ein.
* Selber Zubereiten ist die halbe Mahlzeit und erspart echtes Essen.
* Keine Zwischenmahlzeiten oder gelegentliche Kleinigkeiten essen!

* Essen nur an einem bestimmten Eßplatz!
* Während des Essens soll die ungeteilte Aufmerksamkeit dem Essen gehören. Das Vergnügen der Sättigung soll voll ausgekostet werden.
* Einfache Nahrungsformen, die keine schweren Hungergefühle hinterlassen (und fast immer der Reduktion helfen), sind:
  + die Trennkost [40] (Trennung von verschiedenenen Nahrungsbestandteilen, wie Kohlenhydrat, Protein und Fett bei jeweils einer Mahlzeit),
  + die kohlenhydratfreie (Atkins-; Air-Force-) Diät und
  + die deutlich kalorienreduzierten Spezialnahrungen, die sich als fixe Kombination für diätologisch Unbelehrbare eignen.
* Es gibt wenige populäre Sportformen, die den Nahrungszuwachs der tafelnden Sportler ausreichend ausgleichen (vielleicht Flossenschwimmen im Meer, schon Joggen oder Radfahren zu wenig).
* Alkohol macht dick (und diabetisch).
* Essen ist eine Nestgewohnheit, die schwer verlernt wird; das Fettgewebe, das im ersten und zweiten Lebensjahr erworben wird, verbleibt oft lebenslang in gleichem Ausmaß.

Die Patienten, die alle diese Schwierigkeiten besprechen, können dadurch vermehrte Selbständigkeit erwerben. Infantile Verschmelzungstendenzen und mangelnde Fähigkeiten, sich selbst zu demarkieren (durch den Körperpanzer nur ungenügend bewältigt) werden teilweise im Gespräch aufgefangen und abgesättigt. Es besteht die Hoffnung, daß die Patienten die Tröstung des in ihnen noch immer stillungsbedürftigen Kindes nicht durch unselbständiges Hineinessen, sondern durch menschliche Wärme und Herausreden der Sorgen erzielen.

Compliance

Probleme der Selbständigkeit hat auch der Patient, der merkliche und wiederholte *Störungen der Compliance* zeigt – ob er/sie nun Medikamente nicht / nicht wie vorgeschrieben / zu häufig / oder zu selten nimmt, ob die Patienten nun Überweisungen nicht einhalten, Untersuchungen nicht erledigen [40]: die symbolhaft dargestellte Botschaft lautet: „Ich will es selber versuchen." „Es wird von selber." oder „Das Eigene heilt mehr als alles vorgeschriebene Fremde." Die (oft nur halbbewußte) Nichtverwendung ärztlicher Medikamente ist vielleicht gar keine Nicht-Befolgung ärztlicher Vorschriften: Der Arzt kommt in solchen Fehlleistungen nur zufällig vor. Es ist der Wunsch nach dem archaischen Heilungsmittel des Selbst, der den Patienten zur (halbbewußten) Abkehr vom „Verschriebenen" bewegt. Nur ein Irrtum kann den Arzt bewegen, die Nicht-Einhaltung seiner Vorschriften ausschließlich auf die Beziehung zwischen Patient und Arzt zu beziehen: Die Beziehung kommt in den selbststärkenden Fehlleistungen gar nicht vor. Die Nicht-Einhaltung der Anordnungen bezieht sich zu allererst auf den Selbstverwirklichungswunsch eben des Patienten. Den Wunsch nach sich selbst wird der verständige Arzt daher in seinen Bemühungen zu allererst beachten. Versuche, die Einhaltung verabredeter Regimes zu fördern, beziehen daher den Patienten in die Entscheidungsfindung ein, um ihm schon zu Anfang der Überlegungen die eigene Urteilskraft zu bestätigen (wie im Therapiekapitel ausgeführt). Unbegründete Aggressionen erweisen nur die Selbstreifungswünsche nun des Arztes! und die Notwendigkeit, die eigene Wahrheit anläßlich dieser Problematik zu erfassen.

Bedeutsam erscheinen auch Episoden der Non-Compliance in der Betreuung von Krebskranken, die ja zahlreiche Varianten psychosomatischer Werdensprobleme durchkämpfen. Die Besprechung von Wahrheit und Wahrhaftigkeit ist in diesen Situationen einer der Bewältigungswege. Das Absetzen einer Therapie und das Ablehnen einer Mahlzeit weist auf suizidale Tendenzen so ähnlich wie ein anderer halber Hilferuf, der vom Patienten nur kurz ausgesprochen und dann wieder zurückgenommen wird.

Partnerschaftskrisen

Die Patienten in der Partnerschaftskrise können das für sie belastende Partnerschaftsproblem manchmal gerade heraus und unter Leidensdruck darstellen – oder sie erproben durch indirekte Mitteilungen, ob der Arzt bereit ist, eine solche Problematik überhaupt zu besprechen. Das Anhören eines solchen belastenden Umstandes, ob es nun der einfache Wunsch der Schülerin um die Erstverschreibung der Pille ist, der Wunsch des Ehepaares nach einer schonenderen Form der Empfängnisverhütung als (jeglicher) der vorher verschriebenen, ob es eine Ejaculatio Praecox ist, eine Kontaktangst mit sekundärer Impotenz, eine Selbstüberforderung mit Partnerschaftsstörungen durch Seitensprung und Doppelbelastung im Sexualleben; eine reale Sexualstörung wie Homosexualität, die über Imagination und Angst zu Handlungen gediehen ist, phantasierte und durchgeführte Inzestinteraktionen, ein quälendes Ausmaß von jugendlichen Samenergüssen oder Berührungsängste am eigenen Genitale; oder die seltensten Störungen wie Transvestitentum und lesbische Dauerbindungen, die zum Problem wurden.

Diese und alle selteneren Störungsmöglichkeiten [41–46] der Physiologie, Funktion, Gefühlswelt oder Identität der Partnerbeziehung und ihres sozialen und besonders lebensgeschichtlichen Bezugs werden dem Allgemeinarzt als Arzt des Vertrauens häufiger als anderen Arztgruppen erzählt. Er kann sie auch leichter erfassen, wenn er hausbesucht oder Familien als Ganzes betreut. Die Infektionen des Genitaltrakts und die nicht-venerischen Hauterkrankungen im Genitalbereich sind weitere Themen, die als Anlaß einer Diskussion des partnerschaftlichen Erlebens dienen.

Für alle diese Themen läßt sich eine uniforme Methode der Besprechung verwenden, obwohl der individuelle Bezug durch emotionelle Tönungen oder Vorerlebnisse zwischen Arzt und Patient(in) umgefärbt sein kann:

* Die ärztliche Aufgabe der Diagnosenstellung soll auch bei emotionell belastenden und tabuierten Themen wie den sexuellen klar wahrgenommen werden: Der Patient hat sich ja entschieden, den Arzt aufzusuchen. Warum also so tun, als wollte man ihn schonen? Dient dieses Zögern vielleicht nur dazu, die Angst des Arztes zu besänftigen?
* Nach der Definition des Themas sollen zwar Zweifel an der Diagnose noch möglich sein: Das definierte Thema soll fürs erste bearbeitet werden. Andere Themen oder neue Aspekte des selben Themas mögen noch nachkommen, wenn das Vertrauen zunimmt.
* Bei vielen sexuellen Problemen wiegt die Häufigkeit und Chronizität des Problems erst für seine Ernsthaftigkeit: jeder hat

einmal eine Fehlfunktion, viele haben eine kleine Devianz ganz selten erlebt. Die Frage nach der Häufigkeit der Störungen oder Handlungen sollte daher zur unmittelbaren Diagnostik gehören.

Für genitale Kontaktinfektionen und sexuelle Fehlfunktionen sowie für Fälle echter Gesetzesverstöße oder dramatischer Pathologie gibt es kein sinnvolles Abwartendes Offenlassen wie sonst in der Allgemeinpraxis bei erwiesen ungefährlichen, obwohl ungeklärten Beschwerdebildern üblich. Die Entschlossenheit, mit der der Patient den Arzt aufgesucht hat, soll unser weiteres Handeln leiten – nicht die Unklarheit seiner Rede. Sein oft schnell verblassender Mut soll sofort für ein sinnvolles Management ausgenutzt werden. Die Situation ähnelt, mehr als erwartet, der bei der telephonischen Notfallberufung: Auch wenn harmlose diagnostische Ergebnisse erwartet werden können, soll die Unsicherheit nicht zum Abwarten, sondern zur vollen Klärung führen. Auch bei der Einleitung der sinnvollen Überweisung, die ihm als geringe Leistung erscheinen könnte, hat der Arzt eine wichtige Rolle erfüllt: die des Wegbereiters und der Übergangsfigur beim angstbeladenen Thema eines ratlosen Menschen.

* Der Allgemeinarzt wird in Sexualdingen oft nur der Wegbereiter zur eigentlichen Therapie sein. Er soll dem Patienten und sich selbst nicht vorspielen, daß er alle Partnerprobleme behandeln kann. Es gibt zu viele, weil die Sexualfunktion in zahlreiche Kultur- und Erlebensformen eingearbeitet ist: Besprechen oder anhören kann er sie alle. Für einige Störungen ist die echte Mehrfachtherapie durch Hausarzt und verständige Therapeuten ideal: diese Organisationsform ermöglicht dem Patienten, Schwierigkeiten im Einstieg zur Therapie durch Vorbesprechung beim Hausarzt zu erleichtern, läßt dem Hausarzt die Möglichkeit, die Nichtteilnahme an der Therapie bei Gelegenheit anderer Probleme zu bemerken und erlaubt, den jeweils anderen Berater beim einen zu besprechen.
* Einige der Themen sind mit beruhigenden Worten ausreichend behandelt (etwa die vermeintliche jugendliche Impotenz beim Ersteinstieg), andere erfordern entschlossenes Handeln in Zusammenarbeit mit Fachleuten, wie der irrationale

Wunsch nach Geschlechtsumwandlung bei verdrängtem Rechtfertigungsbedürfnis einer Homosexualität.
* In allen Mehrpersonenproblemen soll der rechtliche Aspekt des abwesenden Dritten gewahrt werden: Bei Kontaktinfektionen ist es besser, die volle Diagnostik durchzuführen, wenn ein Problem partnerschaftlicher Untreue mitspielt. (War es eine unspezifische Urethritis oder eine echte Kontaktinfektion bei Seitensprung?). Daß aber in sexuellen Dingen wahrheitsgemäße Schilderungen sehr schwer sind, weiß fast jeder damit befaßte Arzt. Gerade Sexuelles wird von verschiedenen Menschen verschieden dargestellt – vom selben oft in verschiedenen Situationen verschieden. Die Partnerschaftsberatung im engeren Sinn, also aus Anlaß der ehelichen Untreue oder Fehlfunktion, soll offen für das Leiden des Anwesenden, aber skeptisch vor der Darstellung erfolgen, die er vor anderen Menschen gibt. Wichtig ist nicht die Realität schwer nachvollziehbarer Episoden sondern der reale Leidensausdruck: Nicht was (sachlich) gesagt wird, sondern wie es (emotionell) dargestellt wird, hat die meiste Bedeutung für den Heilungswunsch von Patient und Arzt.

Der therapeutische Zugang zu diesen tabuierten Themen steht unter Angst [47]: Der Arzt will den Patienten nicht verlieren und die Scham des Patienten nicht überfordern. Dies erfordert beträchtliche Delikatesse und manchmal die Bitte an den Patienten, sich so darzustellen, daß ihm das Wiederkommen leicht möglich ist.
    Die Rolle als Übergangsfigur ist häufig in der beratenden Hausarztrolle enthalten: Übergangsfiguren ziehen Bindungen an sich, um sie weiterzugeben. Unter diesem Begriff kann auch verstanden werden, daß ein Mensch einem anderen hilft, seine Bindungen zu bereinigen, indem er einen Teil der Problematik an sich zieht, als ersatzweise Bezugsperson der Klärung des Problems dient und dem Ratsuchenden ermöglicht, durch dramatischen Ausdruck mehr Bereinigung zu erzielen als durch Besprechung allein. Die unbeabsichtigte Rolle des ersatzweisen Partners führt zu foudroyanten Reaktionen des Patienten auf den ärztlichen Gesprächspartner, wenn dieser seine eigenen Übertragungsreaktionen nicht bereinigt oder bewußt gemacht hat. Ist er jedoch des

Gesprächsinhaltes und der möglichen Fallgruben der Interaktion versichert, so kann er diese Beziehungszuteilung therapeutisch nutzen. Orthodoxe Therapeuten der Freudschen Gesinnung werden diese Sätze ungern bejahen. Im Partnergespräch wird dennoch oft die Zuneigung oder Abneigung zu abwesenden Dritten am Arzt dargestellt, der sich jedenfalls hüten soll, diese Darstellung auf sich zu beziehen.

Von Verhaltenstherapeuten wird betont, daß eine wirkliche Partnertherapie mit Bereinigung der Fehleinstellungen der Leidenden zueinander nur in Gegenwart beider Partner erreicht werden kann: eine Situation, die in der Allgemeinpraxis selten zu erreichen ist. Es ist gut, den (die) Anwesende(n) ernst zu nehmen: Sie/Er hat sich ja jedenfalls entschlossen, Rat zu suchen. Mit dem Menschen, der als Teil der gestörten Beziehung erschienen ist, kann jedenfalls vorerst gearbeitet werden. Ob sich daran eine Partnertherapie, eine Familientherapie oder (was das häufigste ist) eine wesentliche Leidensminderung durch das Gespräch in der Praxis anschließt, ist abzuwarten.

Die Schulung der Allgemeinärzte im Ärztlichen Gespräch ist häufig ihren eigenen Entscheidungen überlassen: Eine wissenschaftlich präzisierende Ausbildung allein läßt den Wert qualitativer Einsicht wenig erkennen und hilft zu selten, die Bedeutung von Symbolen zu verstehen, die dem bildhaften Erleben des Patienten gerecht werden: Symbole werden durch Selbsterfahrung erlernt, nicht durch Forschung. Laterales Denken [48] führt nur scheinbar von der Wissenschaftlichkeit weg.

Die pädagogische Aufgabe ist dennoch geringer als befürchtet: es muß nur eben gelingen, den Mut zur richtigen Schulung zu haben. Das Ärztliche Gespräch ist so lehrbar wie andere beruflichen Fähigkeiten; damit ist nicht gesagt, daß zwei Balintstunden reichen ...

Literatur

[1] Luban-Plozza B, Knaak L, Dickhaut HH (1985) Der Arzt als Arznei. Deutscher Ärzte-Verlag, Köln
[2] Medalie J F (1990) Angina Pectoris: A Validation of the Biopsychosocial Model. J Fam Pract 30: 273–280
[3] Häußler S (1976) Kongreß für Allgemeinmedizin der Societas Internationalis Medicinae Generalis

[4] Rosen M, Arsht ED (1979) Psychological Approaches to Family Medicine. University Park Press, Baltimore, pp 1–10
[5] Stuart MR, Liebermann JA (1986) The Fifteen Minute Hour Applied Psychotherapy for the Primary Care Physician. Praeger, New York London
[6] Rogers CR (1981) Die nicht-direktive Beratung. Kindler, München
[7] Marinker M (1981) Counselling. In: Teaching General Practice. Kluwer Medical, London
[8] Bastiaans J (1976) Das erste Gespräch mit psychosomatischen Patienten. In: Jores A (Hrsg) Praktische Psychosomatik. Huber, Bern Stuttgart Wien, S 76–91
[9] Trenkel A (1984) Das Ärztliche Gespräch bei Balint. Versuch einer Wesensbestimmung des therapeutischen Dialogs. In: Luban-Plozza B, Dickhaut HH (Hrsg) Praxis der Balintgruppen. Springer, Berlin Heidelberg New York, S 21–30
[10] Balint M, Balint E (1976) Psychotherapeutische Techniken in der Medizin. Klett, Stuttgart
[11] Balint M (1976) Der Arzt, sein Patient und die Krankheit. Klett, Stuttgart
[12] Browne K, Freeling P (1976) The Doctor-Patient-Relationship. Churchill, Livingstone Edinburgh
[13] Freud S (1978) Die Frage der Laienanalyse (Werkausgabe in zwei Bänden). S Fischer, Frankfurt/Main, S 49–51
[14] Balint M, Norell JS (1973) Six Minutes for the Patient. Tavistock, London, p 27
[15] Groddeck G (1974) Das Buch vom Es. Kindler, München, S 114
[16] Lüth P (1976) (Hrsg) Kommunikation in der Medizin. Hippokrates, Stuttgart, S 18
[17] Byrne PS, Long BEE (1976) Doctors Talking to Patients. HMSO, London
[18] Donatelle EP (1978) Communication. In: Taylor RB (ed) Family Medicine, Principles and Practice. Springer, Berlin Heidelberg New York, pp 361–367
[19] Pendleton D, Hasler J (1983) Doctor-Patient-Communication. Academic Press, London New York Paris, pp 58–74
[20] Ricoeur P (1974) Die Interpretation (stw 76). Suhrkamp, Frankfurt
[21] Adler A (1972) Über den nervösen Charakter (Fischer Taschenbuch 6174). Fischer, Frankfurt
[22] Jung CG (1980) Die Archetypen des kollektiven Unbewußten (Gesammelte Werke, Band 9, 1. Teil). Walter, Olten Freiburg
[23] *Op. cit.* [17]
[24] *Op. cit.* [6]
[25] *Op. cit.* [11]
[26] *Op. cit.* [1]
[27] Luban-Plozza B, Egle U, Schüffel W (1978) Balintmethode in der medizinischen Ausbildung (Patientenbezogene Medizin, Band 1). G Fischer, Stuttgart New York

[28] Knoepfel H-K (1980) Einführung in die Balint-Gruppenarbeit (Patientenbezogene Medizin, Band 3). G Fischer, Stuttgart New York
[29] Drees A, Gebhard E, Luban-Plozza B (1982) Sprache des Kranken – Sprache des Arztes. Die therapeutische Übersetzung (Patientenbezogene Medizin, Band 5). G Fischer, Stuttgart New York
[30] Clyne MB, (1964) Der Anruf bei Nacht. Ernst Klett, Stuttgart
[31] Bailey AJM (1979) Home-Visiting: The Role Played by the Intermediary. J Roy Coll Gen Pract 29: 137–142
[32] Parkes CM (1972) Bereavement Studies of Grief in Adult Life. Penguin-Pelican, Harmonsworth
[33] Abholz HH, Kochen M (1992) Lebensbedrohliche chronischeErkrankungen: Krebs und AIDS. In: Kochen M (Hrsg) Allgemeinmedizin. Hippokrates, Stuttgart, S 303–319
[34] *Op. cit.* [1]
[35] Schwarz R (1985) Aufklärung über die Tumordiagnose und Vorwissen bei Patientinnen unter Brustkrebsverdacht. In: Bräutigam W, Meerwein F (Hrsg) Das therapeutische Gespräch mit Krebskranken. Huber, Bern Toronto, S 81
[36] Buber M (1973) Das dialogische Prinzip. Schneider, Heidelberg, S 153
[37] Bendix T (1982) The Anxious Patient. Churchill, Livingstone Edinburgh London
[38] Grol RPTM (Hrsg) (1985) Die Prävention somatischer Fixierung. Springer, Berlin Heidelberg New York, S 8–195
[39] Balint M (1970) Treatment or Diagnosis. Tavistock, London, p 47
[40] Kohut H (1971) Narzißmus (stw 157). Suhrkamp, Frankfurt
[41] Bräutigam W (1977) Sexualmedizin im Grundriß. Thieme, Stuttgart
[42] Masters W, Johnson V (1979) Homosexualität. Ullstein, Frankfurt/M Berlin Wien
[43] Masters W, Johnson V (1976) Human Sexual Inadequacy. Little Brown, Boston
[44] von Schumann HJ (1980) Erotik und Sexualität in der zweiten Lebenshälfte. Hippokrates, Stuttgart
[45] Singer Kaplan H (1981) Hemmungen der Lust. Enke, Stuttgart
[46] Hertz DG, Molinski H (1984) Psychosomatik der Frau. Springer, Heidelberg
[47] Wallnöfer H (1989) Auf der Suche nach dem Ich. Langen-Müller, München
[48] De Bono E (1971) The Use of Lateral Thinking. Penguin, Harmondsworth

Sachverzeichnis

Abwendbar Gefährlicher Verlauf 85, 111
Aktueller Anlaß der Konsultation 167
Allgemeine Routinen 78, 81
Ambulante Therapie 159
Angst 133, 193
Annahmen zur Wahrscheinlichkeit 65
Argumente zugunsten der praxisnahen Methode 177
Ärztlicher Maßnahmen 110
Aufklärung des Patienten 191
Ausbleiben der Symptome 85
Ausschlußdiagnostik 61
Autorität 132, 133

Balintgruppe 184
Basishandlungen nach Konsultation 127
Bayes-Theorem 67
Bedrohlichkeit 45
Befund 50
Behandelbarkeit 45
Behandlungsanlaß 162
Beratungsergebnis 30, 40
Beratungsursache 30, 40
Besprechen der Wahrheit 192
Besprechung des Körperproblems 174
Bewußte Erkrankung 53
Bezugsgröße, ersatzweise epidemiologische 10
Bilder von Krankheiten 107

Compliance 197

Definition des Informationsgehaltes 107
Demoralisierung 155
Deskriptives Antecedens 130
Deutungen 180
Diagnose 39
Diagnosis Ex iuvantibus 164
Diagnostik 39, 111
Diagnostik ohne Ziel der Diagnose 61
Diagnostische Ersthypothesen 44
Diagnostische Hinweise 117
Diagnostische Inhalte 131
Diagnostische Integration 110
Diätgespräche 195
Direkte Diagnostik 78

Einzelne Handlungsanweisung 130
Einzelpraxisforschung 14
Emotionelle Entscheidungsgrundlage 122
Entscheidung 121, 126
Entscheidung unter Risiko 125
Entscheidung unter Sicherheit 125
Entscheidung unter Unsicherheit 125
Erfahrung 132
Ergebnis unmittelbar nach der Konsultation 30
Ethik 159

Fall 30
Fällestatistik 14
Falsifikation 109
Familieninhärentes Problem 154
Familienkrise 154
Fehlende Schlußauswertung 143
Forschungsmethodisches Problem 11

Gesamtpersönlichkeit 167
Gezieltes therapeutisches Gespräch 175
Gliederung der Datenerhebung 133
Gruppe 66, 132
Gruppenkriterien 132
Gruppenprozeß 132
Gruppenstudie 14

Handeln 120, 122, 123, 124, 130
Handlungsanlaß 120, 125
Handlungsbezogene Erkenntniskritik 107
Handlungsforschung 15
Handlungsleitende Information 120
Handlungsleitende Erkenntnis 120
Handlungsregler 60
Handlungsvorschrift 130
Handlungsziel 120, 160
Häufigkeitsreihung der diagnostischen Zuordnung 35
Hausärztliche Therapie 160
Herkunft von Standards 132

Indirekt dargestellte Angstzustände 194
Indirekte Präsentationen 53
Individuelle Kriterien 132
Informationsgesteuerte diagnostische Suche 124

Konsultationsdauer 76
Konsultationsergebnisforschung 14
Krankheitsgewinn 140

Lebensgeschichte 167

Mangelnde Emotionalität 133
Mangelnde Erklärung an den Facharzt 143
Mangelndes Durchhaltevermögen des Überwiesenen 142
Masken 53
Maßnahmen 117, 120, 122
Methodische Begrenzung 176
Mitbestimmung des Patienten 131
Modell des „großen" diagnostischen Status 80
Modifikation der Therapie 161

Nebenwirkungen von Pharmaka 54
Negative Wirkung 121
Neutrale Wirkung 121

Öffnende Fragen 178
Ökonomische Erwägung 166
Ökonomisches Erfordernis 159
Operatoren der diagnostischen Information 55
Ordnungsprinzip 66
Organisierte Datenerhebung 133
Örtliche Routinen 78 f

Pädagogische Basis 133
Partnerschaftskrise 198
Patienten-Arzt-Beziehung 175
Persönliche Ursache 167
Positive Wirkung 121
Prädikativer Wert 86
Praktische Richtlinien zur Therapie 170
Präskription 130
Präventive Handlung 125
Praxis 123
Praxistherapie 159
Primärärztliche Situation 159
Problem der Selektion 10
Probleme, diagnostische 34
Produktive Handlung 125
Prognostischer Bedeutung 110
Proskription 130

Protokoll 132
Prozeßhaft veränderliche Erkrankungsform 22
Psychotherapie 174

Rangordnung der Ziele 121
Regulatives Konsequens 130
Reliabilität 54

Sachliche Entscheidungsgrundlage 122
Schließende Frage 178
Schlußfolgerung aus der praxisepidemiologischen Forschung 36
Schweigen 178
Sensitivität 86
Sichere Aufarbeitungswege 133
Somatisierte Angstzustände 194
Spezifität 86
Sprachäußerung 178
Standard 130
Statische Zustände 22
Statuswechsel 154
Steuerung der Suche 65
Störungen der Compliance 197
Strategie 122
Strategien der Beratungsformen 181
Suchmethoden, diagnostische 39
Symptom 50, 115
Symptom ohne Krankheitswert 94
Symptomzuordnung aus dem organischen Bereich 54
System handlungsbezogenen Wissens 130
Systemgegebene Notwendigkeit 131

Technik 123
Teilung der Verantwortung 115
Therapeutische Handlung 120
Therapeutische Leistung 75
Therapie ohne Diagnose 60, 162
Tödliche Krankheit 191

Umgang mit der Angst 194
Umwelt 167
Unbehandeltes Symptom 101
Unbewußte Erkrankung 53
Unmittelbare Kausalität 130
Unterlassung 125
Unterschied zwischen Standards 131
Unversorgtes Symptom mit Krankheitswert 94
Ursache-Wirkungs-Beziehungen 130

Validität 54
Verdenstudie 74
Verfahren 121, 130
Verlauf 111
Verlaufsbeobachtung 114
Verlust 154
Verzettelung der Verantwortung 186
Vorgeschobenes Symptom 186
Vorschaltdiagnostik 78

Wahrnehmung von symbolhaftem Ausdruck 133
Wahrscheinlichkeit 45
Warnsymptome 112
Wechsel der Methode 133
Wichtige Arten des ärztlichen Gesprächs 174
Wissenschaftliche Forschung 132

Zehn Regeln zum ärztlichen Gespräch 149
Zeitaufwand 74
Zeitökonomie 133
Ziel einer nicht-direktiven Verhaltensweise 182
Zuwachs 154
Zyklus der Familienentwicklung 153

Gabriele Mras

Untersuchung zum Maß ärztlichen Handelns
Das ärztliche Handeln im Zielkonflikt zwischen personellem Wohl und medizinischer Vernunft

Mit einem Geleitwort von Peter Kampits
1993. X, 97 Seiten.
Broschiert öS 275,–, DM 39,–. ISBN 3-211-82489-8
(Schriftenreihe der Wissenschaftlichen Landesakademie für Niederösterreich)

Der wissenschaftlich-technische Fortschritt in der Medizin hat den Fragen zur medizinischen Ethik einen beträchtlichen Stellenwert eingeräumt. Die vorliegende Untersuchung beschäftigt sich eingehend mit dieser Thematik. Der erste Teil geht aus von einer Darstellung jener für die medizinische Ethik signifikanten Problemkonstellationen, in welchen der kranke Mensch aus der Rolle des autonomen Subjekts in die des abhängigen Objekts gedrängt wird. Es wird der Versuch unternommen, diese Problemkonstellationen in einer begrifflich-allgemeinen Formulierung aufzunehmen und in einer prinzipienorientierten ethisch-philosophischen Argumentation aufzulösen und zu entscheiden. Im zweiten Teil wird eine spezifische Grenzsituation der medizinischen Praxis thematisiert und fallorientiert diskutiert. Der Grenzbereich zwischen Leben und Tod, der ethische Konflikt zwischen der ärztlichen Pflicht zur Lebenserhaltung und dem Recht des Patienten auf ein menschenwürdiges Sterben und sein Kulminationspunkt, die Auseinandersetzung um die Berechtigung bzw. Nichtberechtigung von passiver und aktiver Sterbehilfe, werden auf ihren ethisch-theologischen, medizinisch-biologischen und rechtlich-sozialen Problemgehalt hin untersucht.

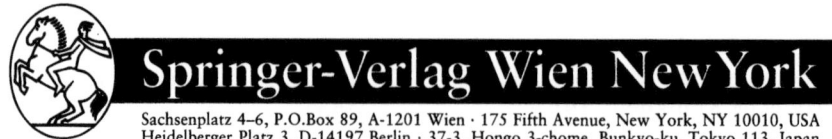

Springer-Verlag Wien New York

Sachsenplatz 4–6, P.O.Box 89, A-1201 Wien · 175 Fifth Avenue, New York, NY 10010, USA
Heidelberger Platz 3, D-14197 Berlin · 37-3, Hongo 3-chome, Bunkyo-ku, Tokyo 113, Japan

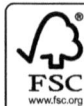

MIX
Papier aus verantwortungsvollen Quellen
Paper from responsible sources
FSC® C105338

If you have any concerns about our products,
you can contact us on
ProductSafety@springernature.com

In case Publisher is established outside the EU,
the EU authorized representative is:
**Springer Nature Customer Service Center GmbH
Europaplatz 3, 69115 Heidelberg, Germany**

Printed by Libri Plureos GmbH
in Hamburg, Germany